Das Apotheken Cartoon

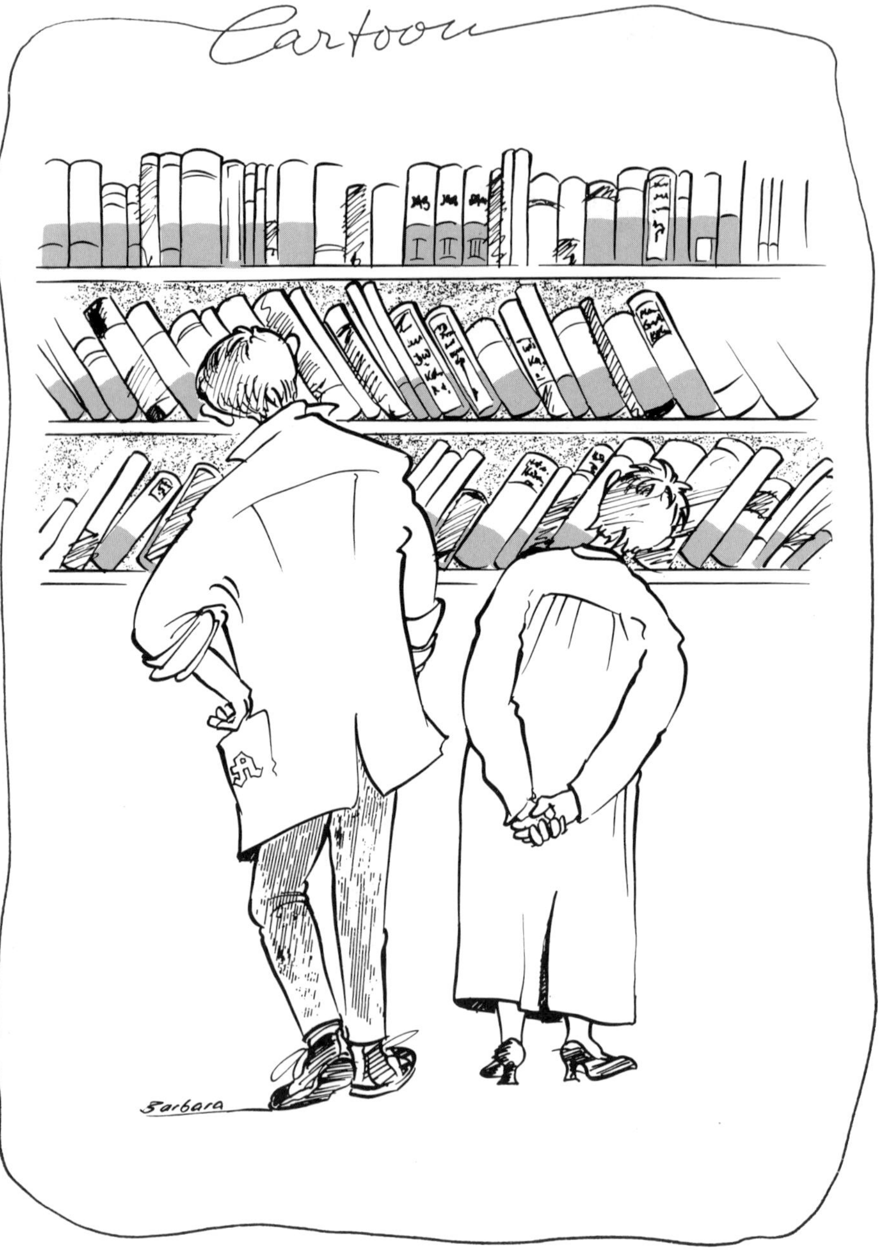
Cartoon
Barbara

Barbara

Das Apotheken Cartoon

mit einem Vorwort
von Peter Ditzel

DAV

Deutscher Apotheker Verlag Stuttgart

Die Deutsche Bibliothek – CIP-Einheitsaufnahme

Barbara:
Das Apotheken-Cartoon / Barbara. Mit einem Vorw. von Peter Ditzel. –
Stuttgart: Dt. Apotheker-Verl., 1994
ISBN 3-7692-1720-9
NE: HST
Vw: Kohm, Barbara [Wirkl. Name] → Barbara

Birkenwaldstraße 44, 70191 Stuttgart
Printed in Germany
Satz und Druck: Hofmann, Schorndorf
Umschlaggestaltung: Atelier Schäfer, Esslingen

Vorwort

Der Duden erklärt es uns: Cartoon, das ist eine parodistische Zeichnung, eine Karikatur oder eine gezeichnete satirische Geschichte in Bildern. So weit, so gut.

Cartoon und Apotheke, wie paßt das zusammen oder – paßt dies überhaupt zusammen? Die Antwort hierauf halten Sie in Händen! Wenn man mit einer Portion Selbstkritik, Humor und ein wenig Schalk auf die Welt gekommen ist, dann weiß man: Die Apotheker und ihre Umgebung rufen bisweilen geradezu danach, mit der spitzen Feder des Cartoonisten gezeichnet zu werden.

Aber die richtigen Cartoons müssen es sein! So war es nicht einfach, einen Zeichner zu finden, der sich in die Apothekerseele einfühlen kann, der die liebenswürdigen Schwächen dieses Berufsstandes und das „Drumherum“ nachvollziehen kann.

Bis wir die Zeichnungen von Barbara Kohm gesehen haben. Als PTA und Frau eines Apothekers weiß sie, wo die Apotheken der Schuh drückt, was ihnen gefällt und worunter sie leiden. Mit ihrer exzellenten Beobachtungsgabe und einer Liebe zum Detail fängt sie den Apothekenalltag und Szenen aus der Berufspolitik mit viel Humor, manchmal ein wenig süffisant, aber immer treffend ein. Ihr Strich hat Biß, ist aber nie verletzend.

Seit über einem Jahr bringt die Deutsche Apotheker Zeitung, die DAZ, Woche für Woche einen Apotheken Cartoon von Barbara. Ein Büchlein mit den besten der bisher erschienenen Cartoons war da geradezu ein Muß. Spiegelt sich doch in den Cartoons nicht selten ein wenig Zeitgeschichte, die es wert ist, auch mit einem Augenzwinkern festgehalten zu werden.

Als Freund des Apotheken-Cartoons von Barbara halten Sie jetzt das „DAC 1“ in Händen, um sich selbst zu erfreuen und um anderen eine Freude zu machen.

Zu guter Letzt: Ein Dankeschön an alle, die durch Anregungen und Hinweise so manche Idee für ein Cartoon beigesteuert haben.

Peter Ditzel

Inhalt

Cartoons

1992 bis 1994

Cartoon

✘ Bis zur letzten Pille

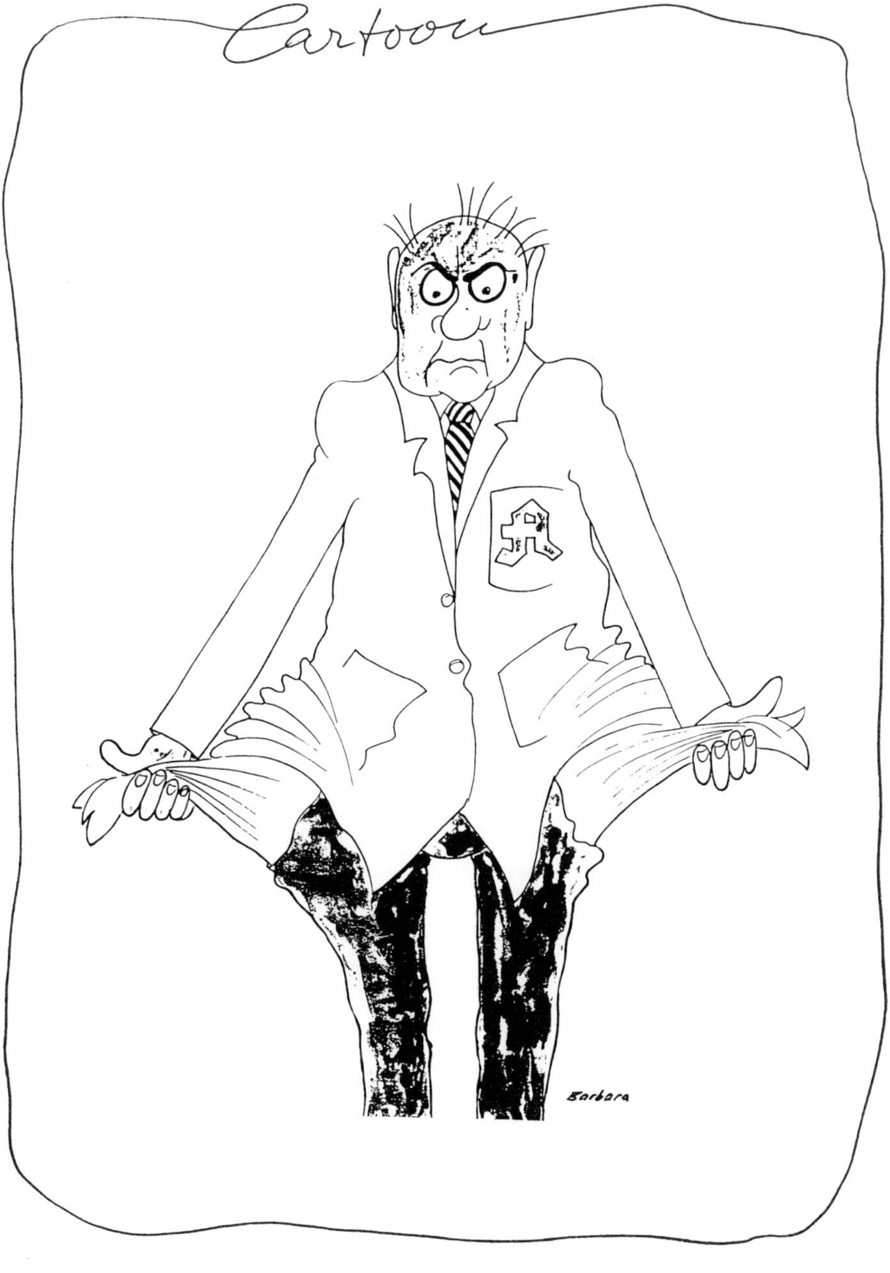
Cartoon
Barbara

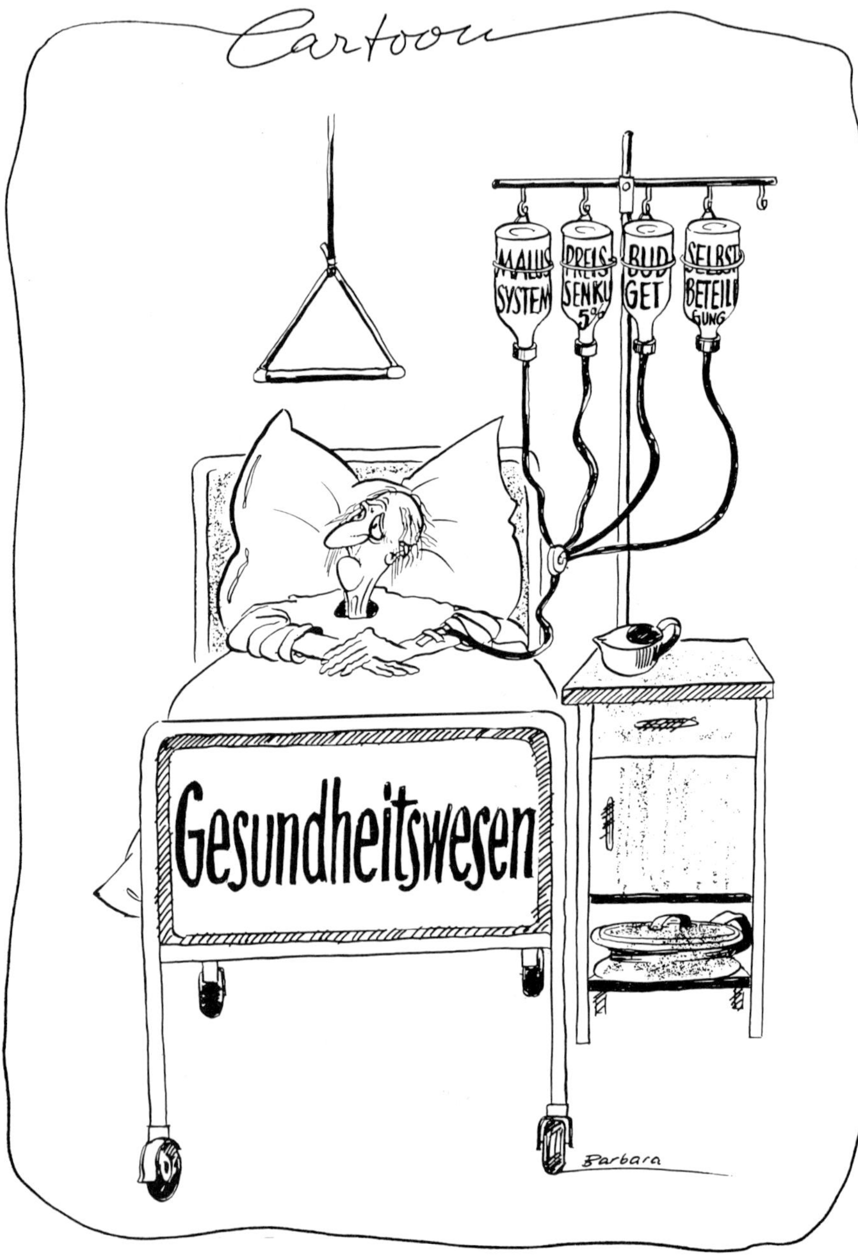

Die Seehofer-Kur

Mitte 1992: Bundesgesundheitsminister Seehofer nimmt sich des kranken Gesundheitswesens an.

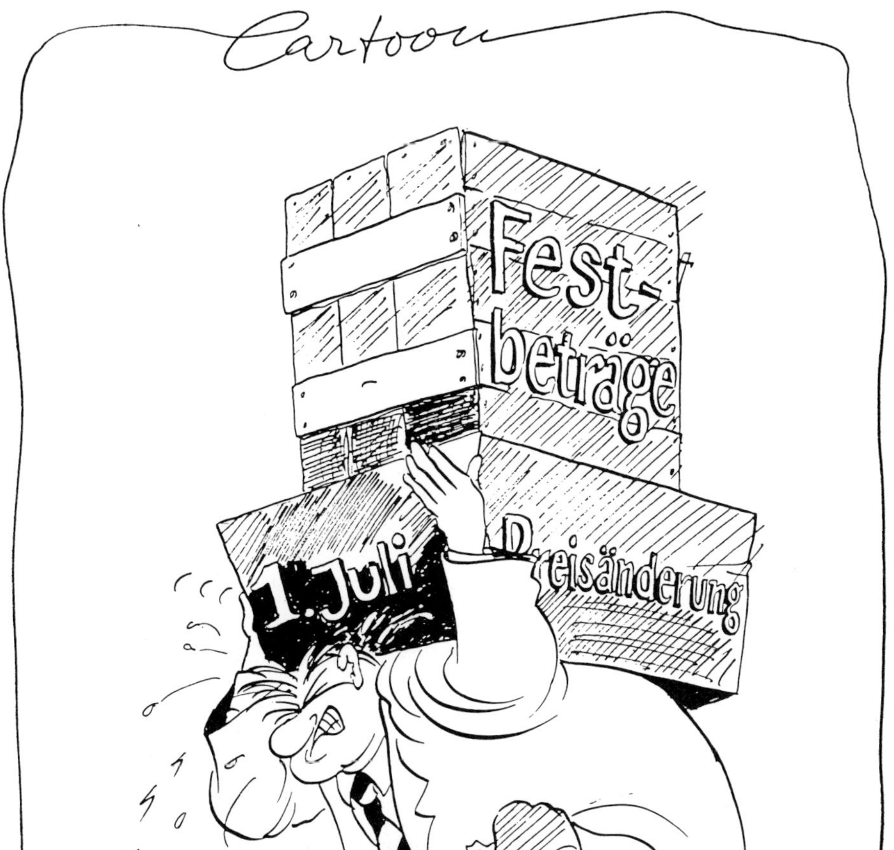

Jetzt reicht's !!!

Mitte 1992: Festbeträge und Preisänderungen machen den Apotheken zu schaffen.

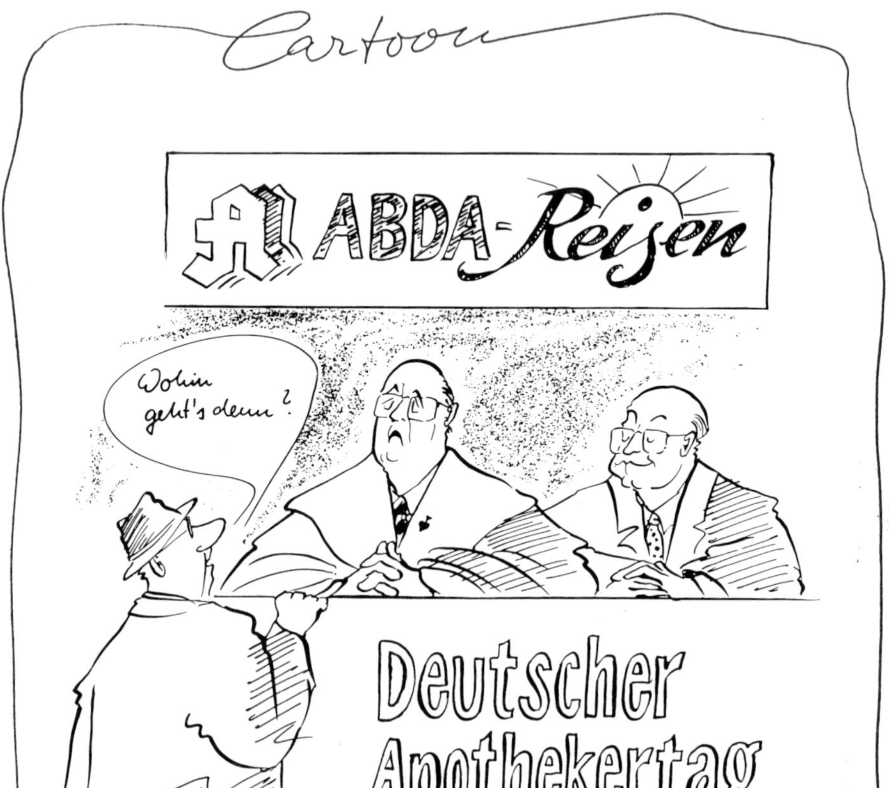

Tja, wenn wir das man selber wüßten . . .

Orientierungslosigkeit auf dem Apothekertag 1992.

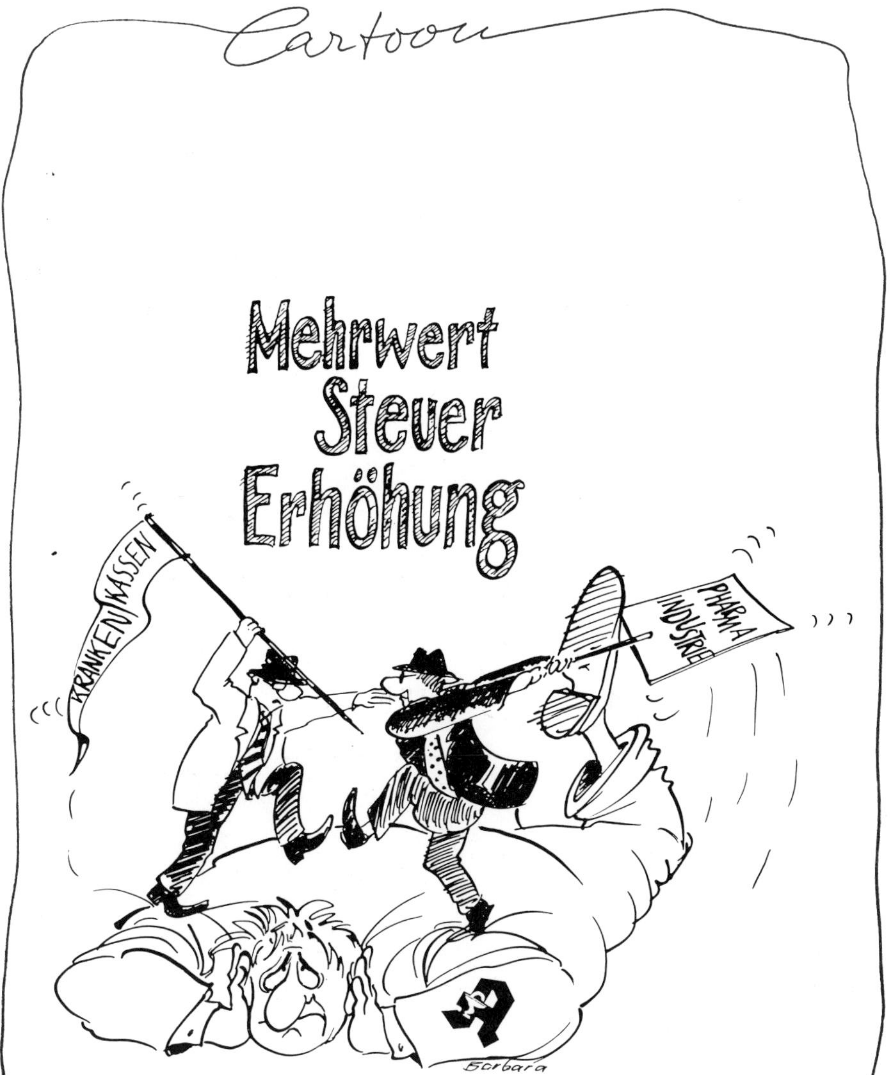

Müßt ihr euren Streit um das eine Prozent auf meinem Rücken austragen?

Januar 1993: Die Mehrwertsteuererhöhung führte zu „krummen Zuzahlungen“.

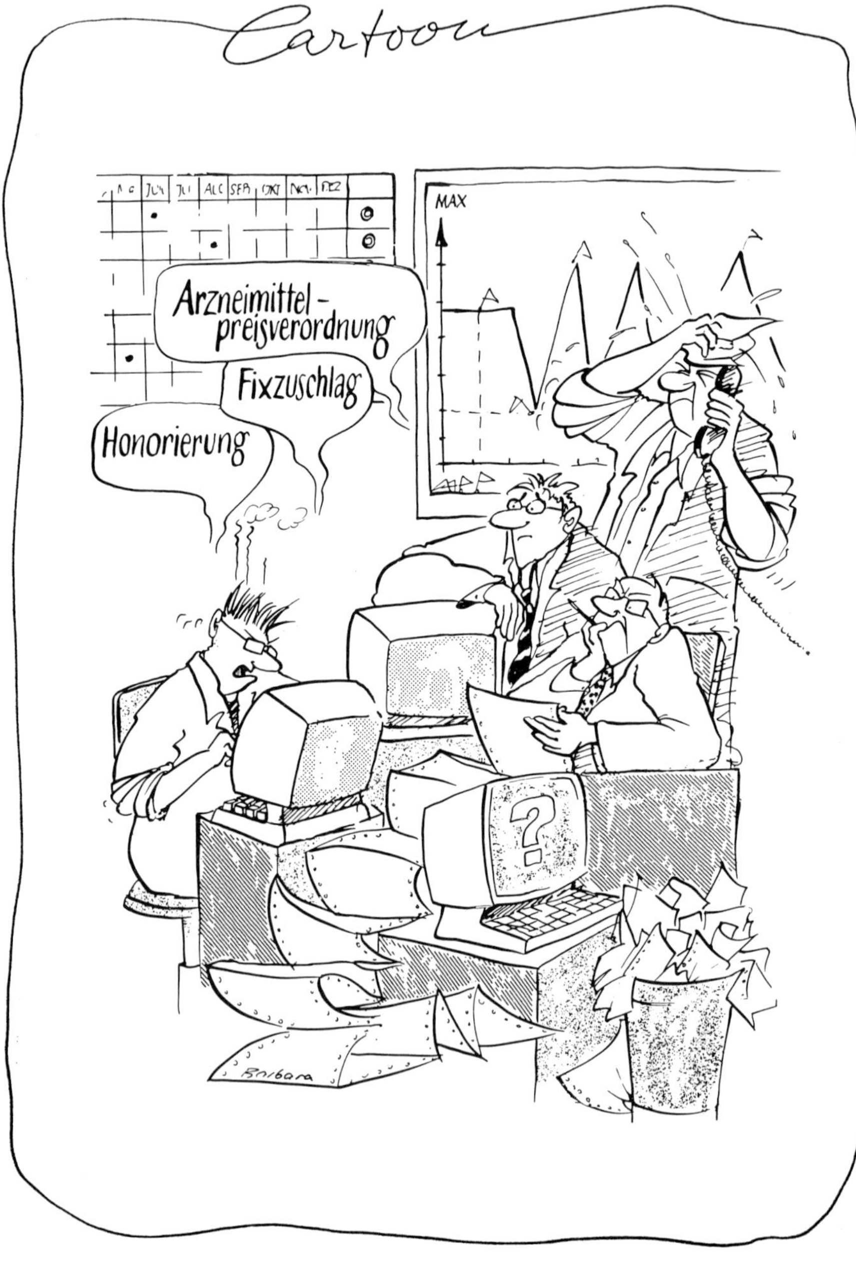

Wie sieht unsere Entlohnung in Zukunft aus? Im ABDA-Haus wird schon gerechnet.

Im Frühjahr 1993: Überlegungen für eine Honorierung und neue Taxgestaltung laufen an.

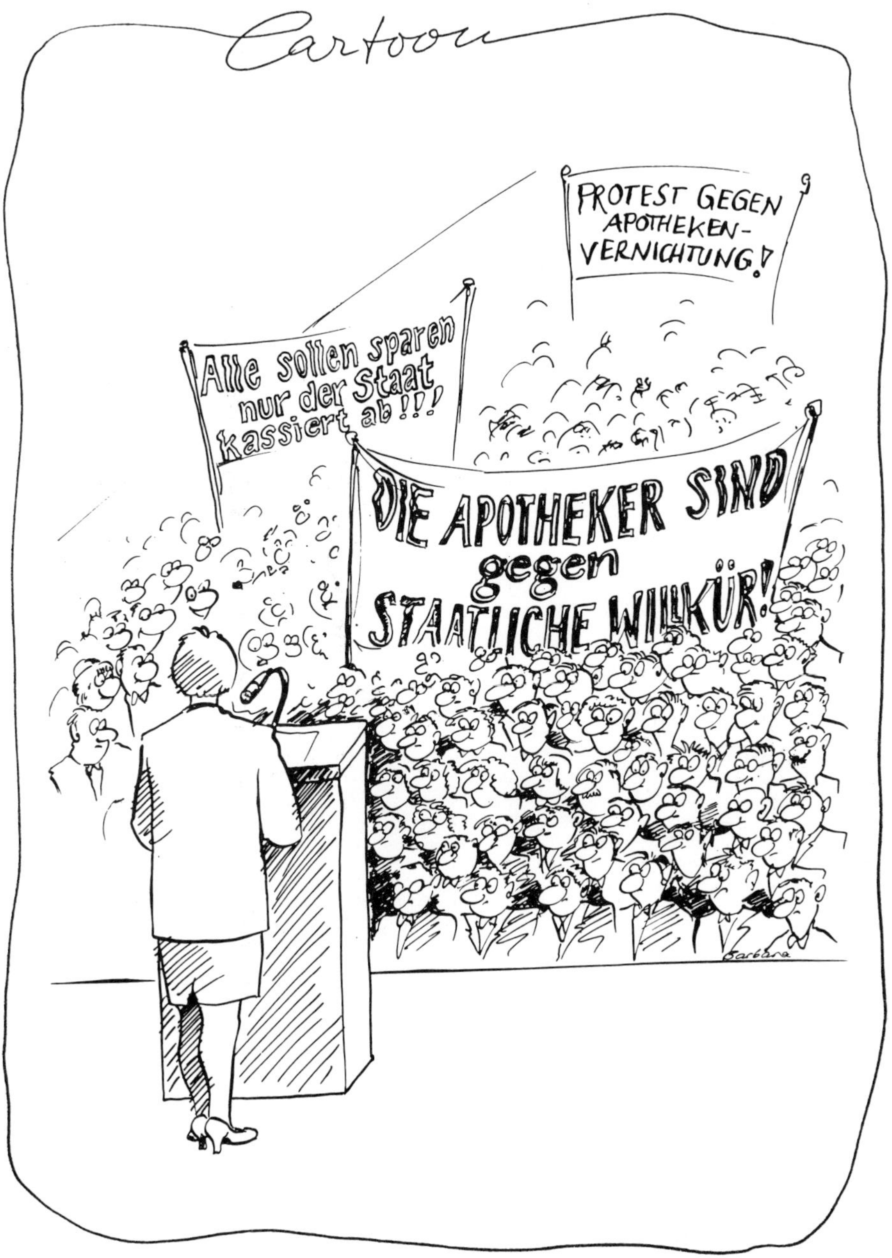
Cartoon
PROTEST GEGEN APOTHEKEN-VERNICHTUNG!
Alle sollen sparen nur der Staat kassiert ab!!!
DIE APOTHEKER SIND gegen STAATLICHE WILLKÜR!
Barbara

Deutscher Apothekertag 1992

Apotheker-Protest gegen das geplante Gesundheitsstrukturgesetz.

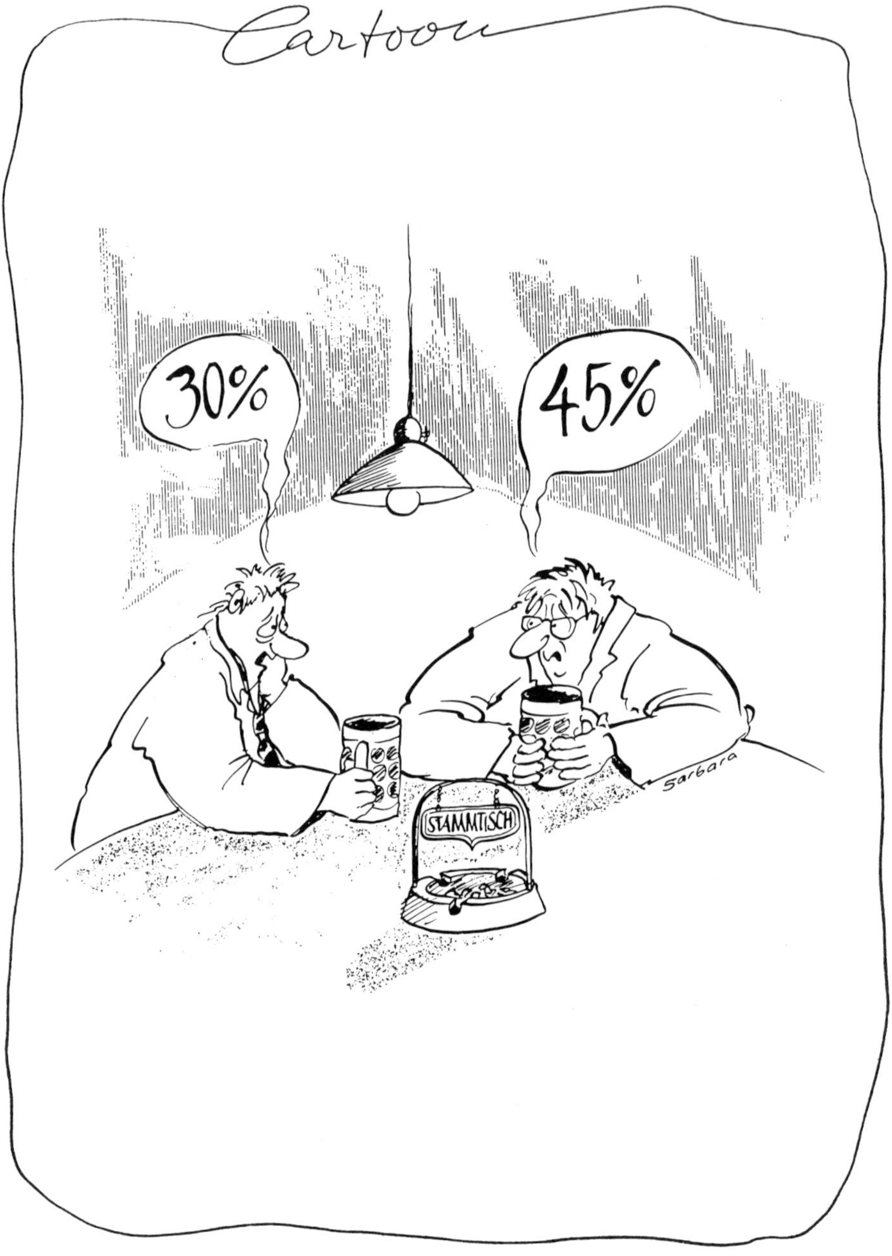

Am Kollegenstammtisch:
„Wie groß ist dein Umsatzrückgang?“

Das Gesundheitsstrukturgesetz beschert Anfang 1993 massive Umsatzeinbrüche.

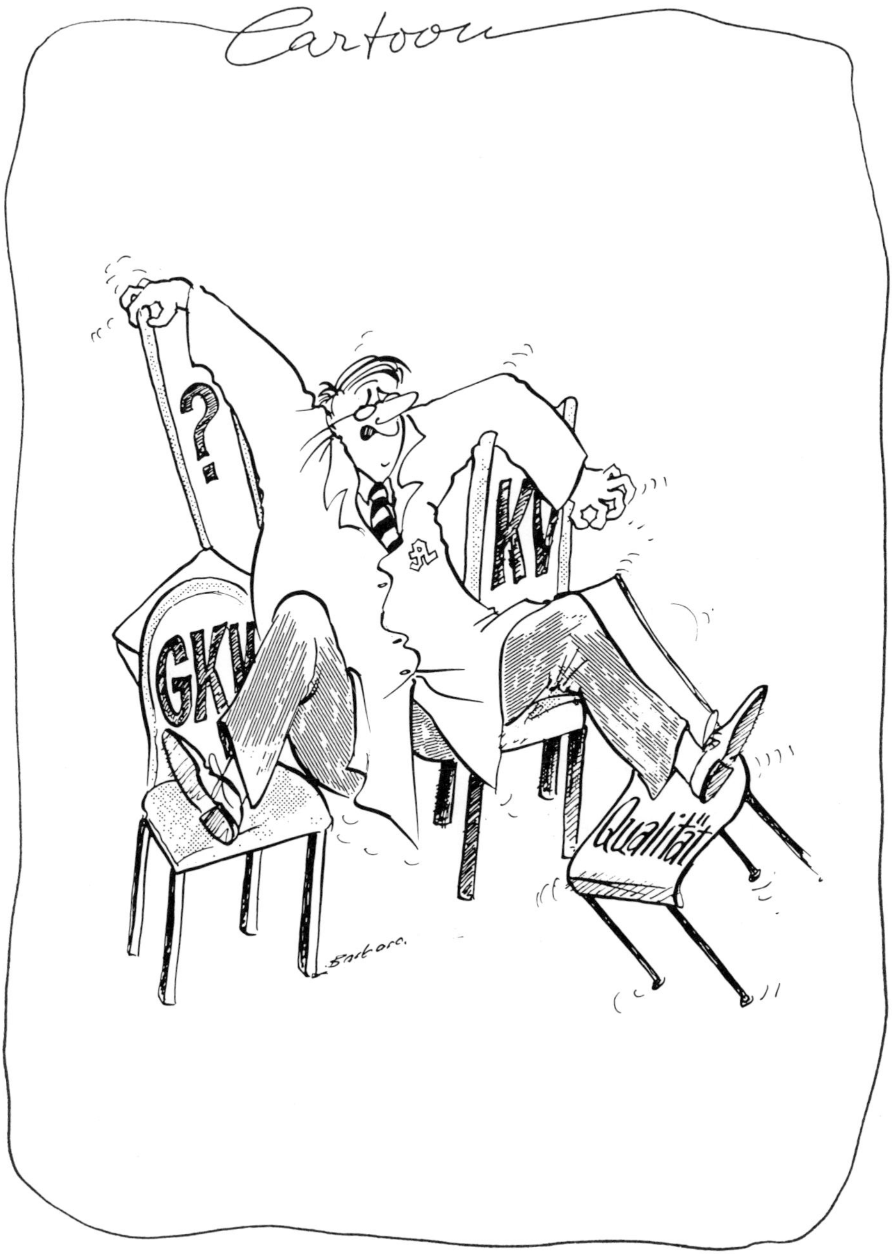

Arzneiliefervertrag:
„Sitze ich jetzt zwischen allen Stühlen?"

Ein neuer Arzneiliefervertrag zwischen dem Deutschen Apothekerverband und den Krankenkassen wird ausgehandelt.

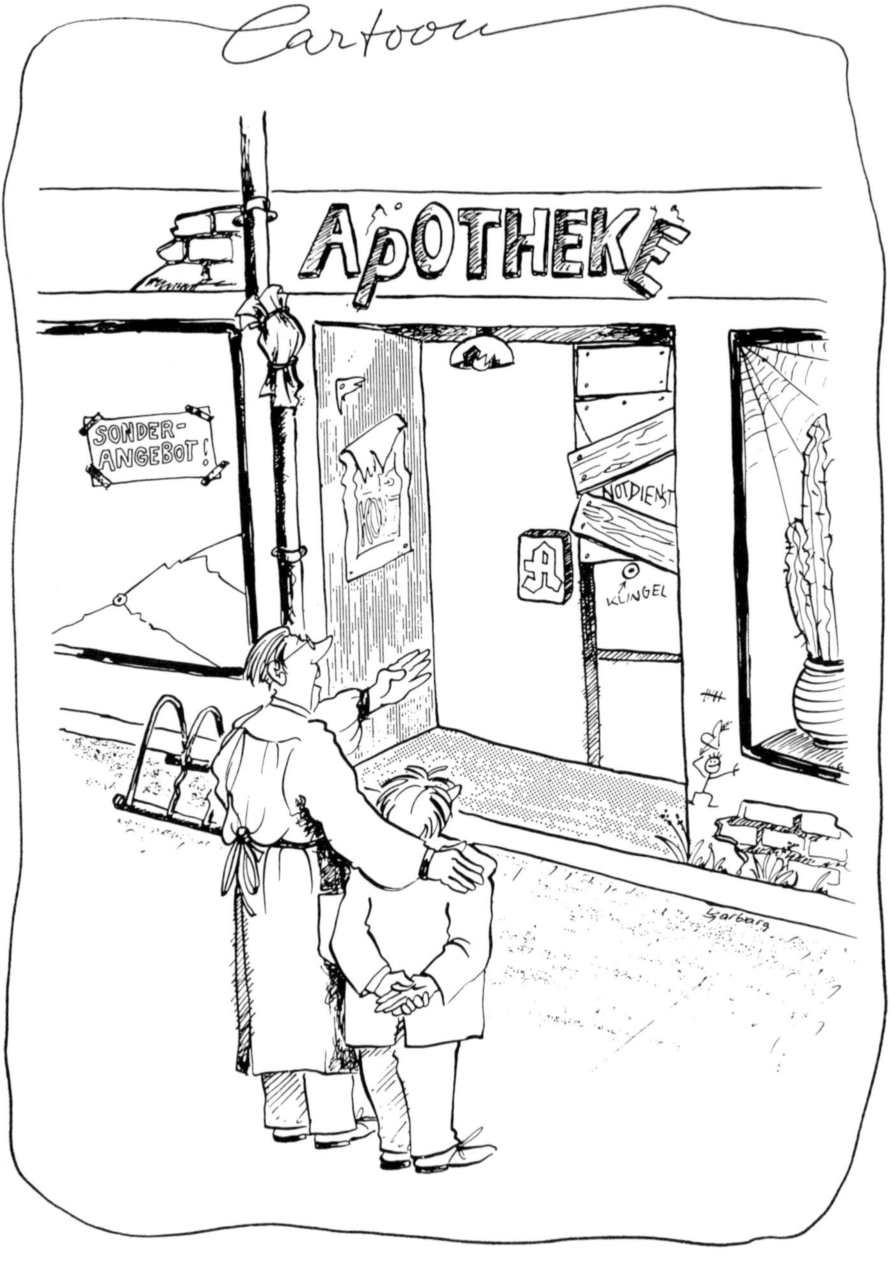

Die Folgen der Seehofer-Reform:
„Dies wird alles einmal dir gehören, mein Sohn!"

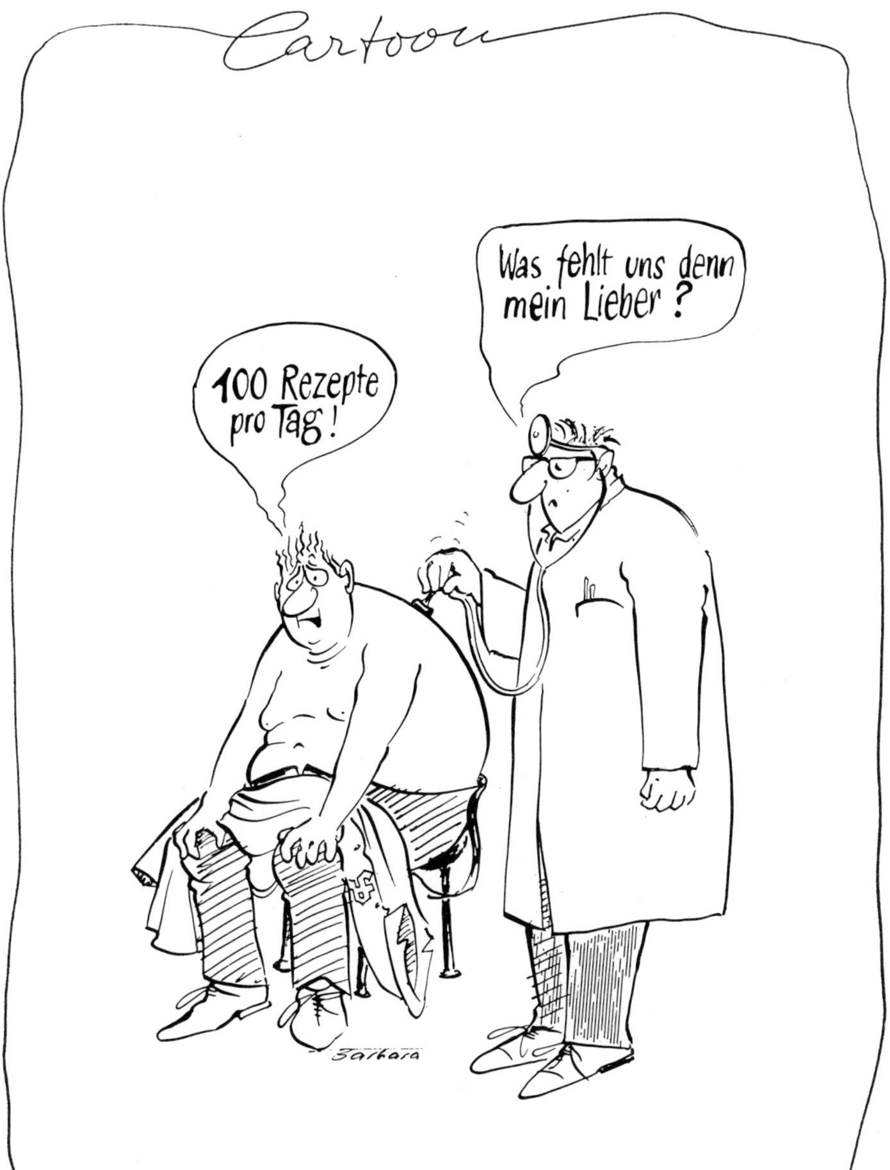
Cartoon
Was fehlt uns denn mein Lieber ?
100 Rezepte pro Tag !
Barbara

Folgen des Gesundheitsstrukturgesetzes

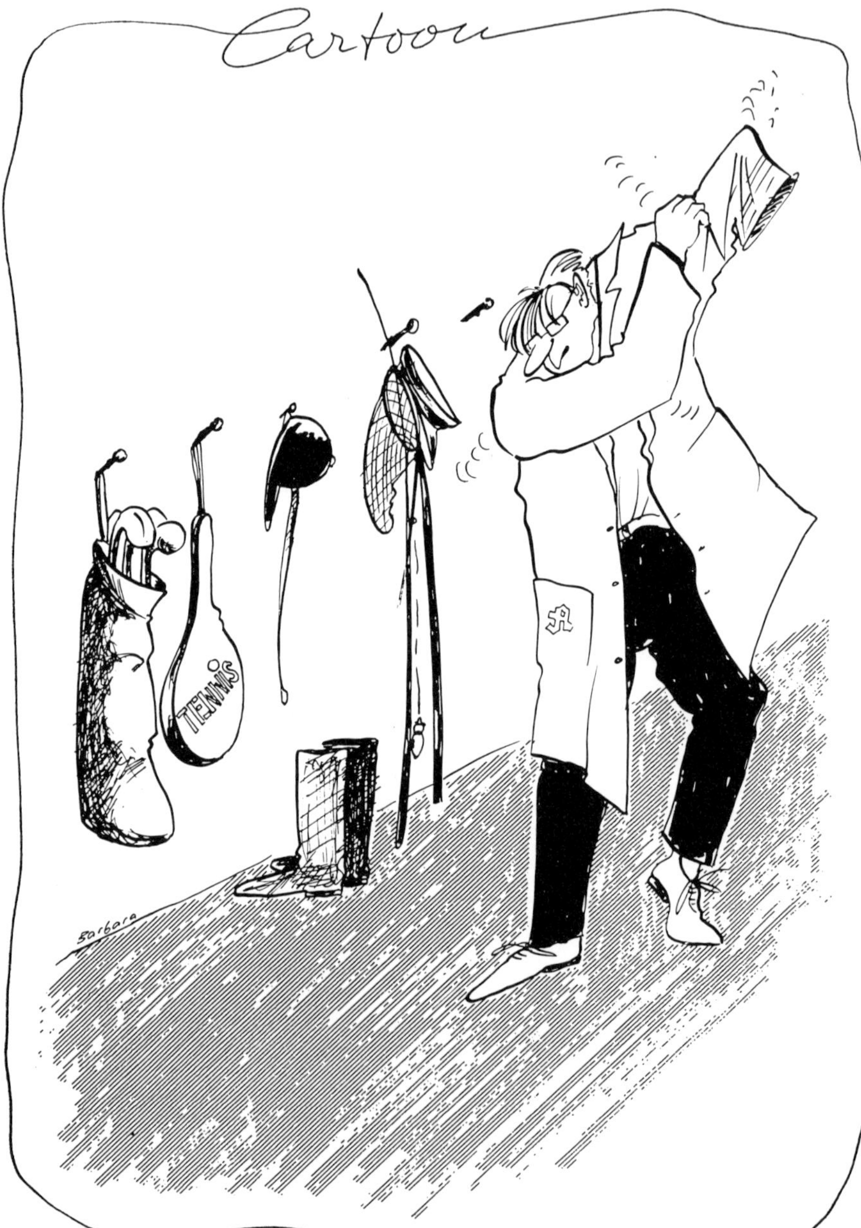

Die Folgen der Seehofer-Reform:
„Meine Hobbys kann ich an den Nagel hängen."

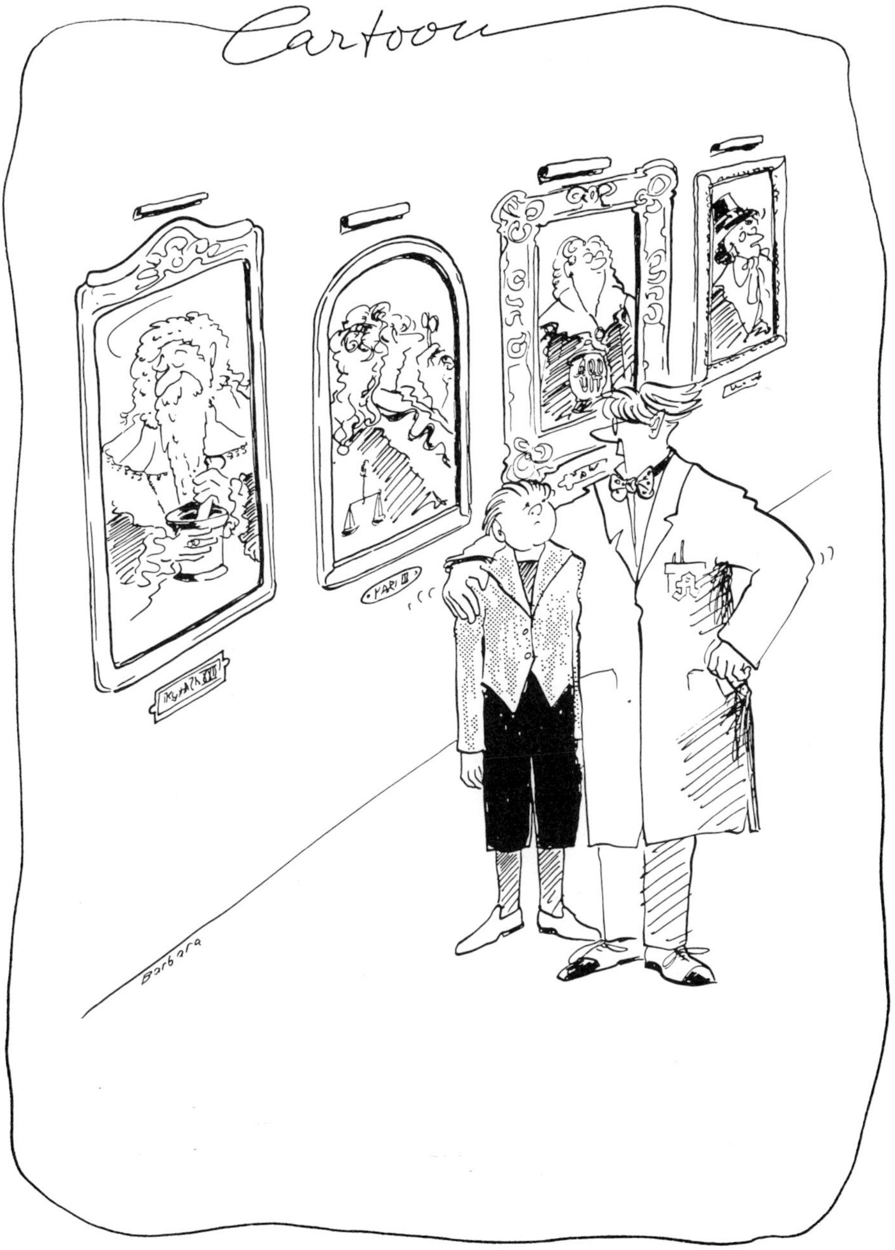

Die Folgen der Seehofer-Reform:
„Seit Generationen nur Apotheker in der Familie — aber du studierst Jura, mein Sohn."

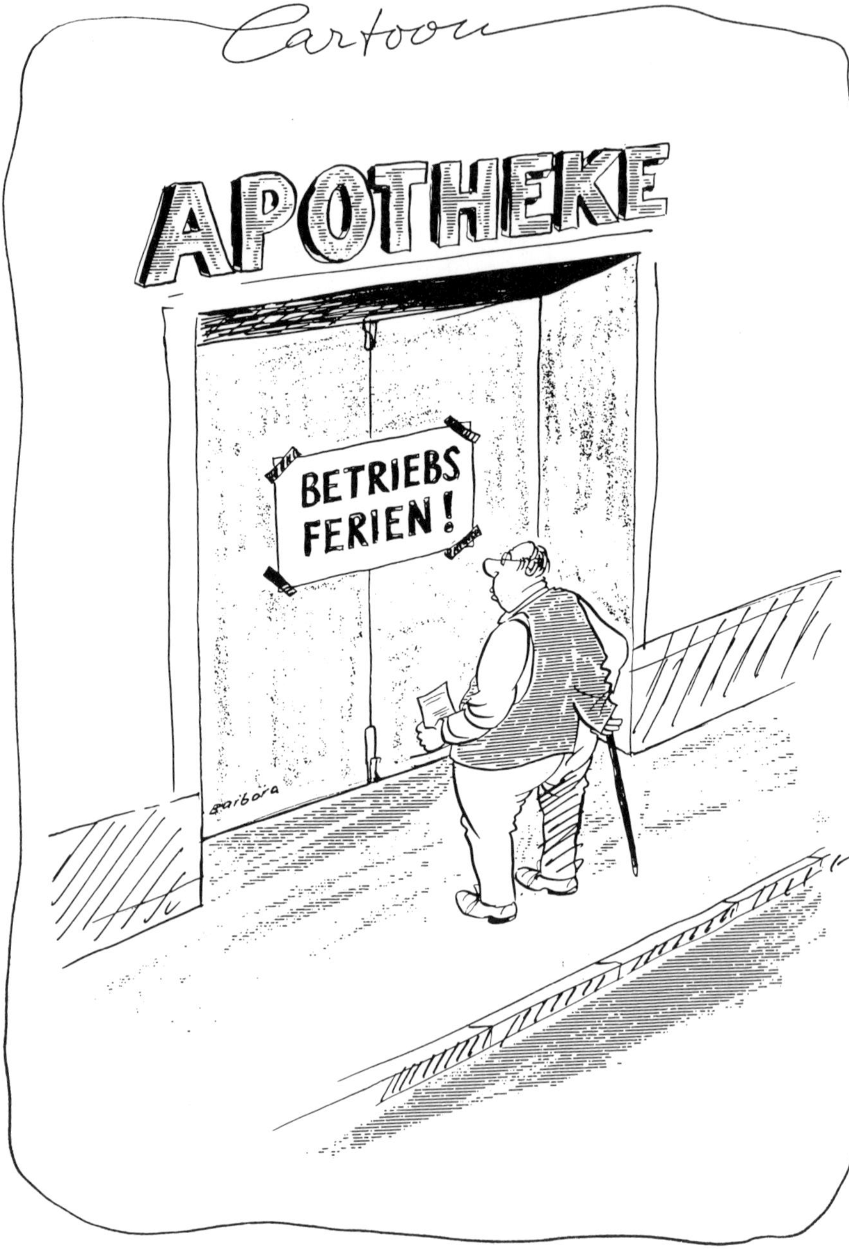

GSG-Folgen

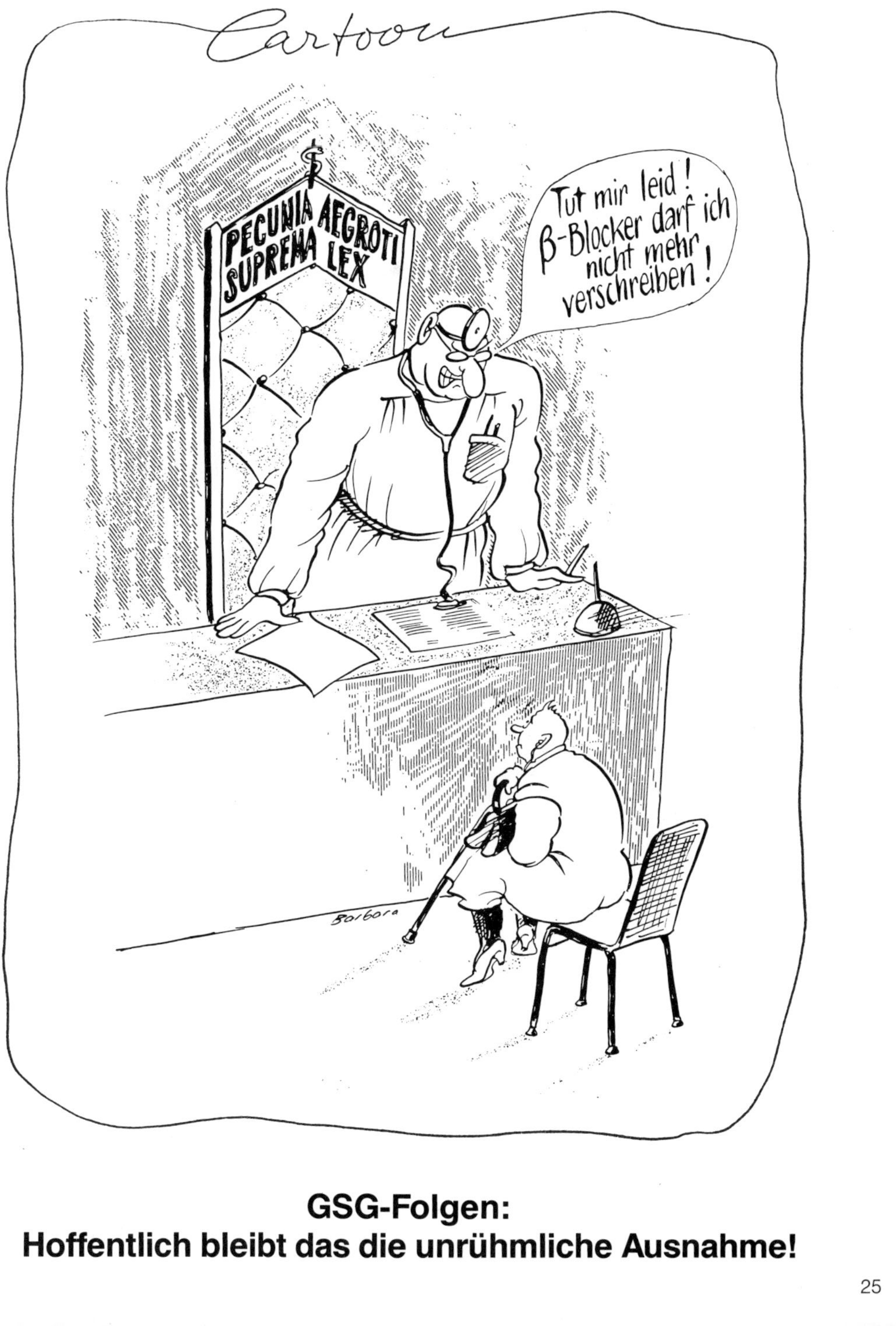
Cartoon
PECUNIA AEGROTI
SUPREMA LEX
Tut mir leid! β-Blocker darf ich nicht mehr verschreiben!

GSG-Folgen:
Hoffentlich bleibt das die unrühmliche Ausnahme!

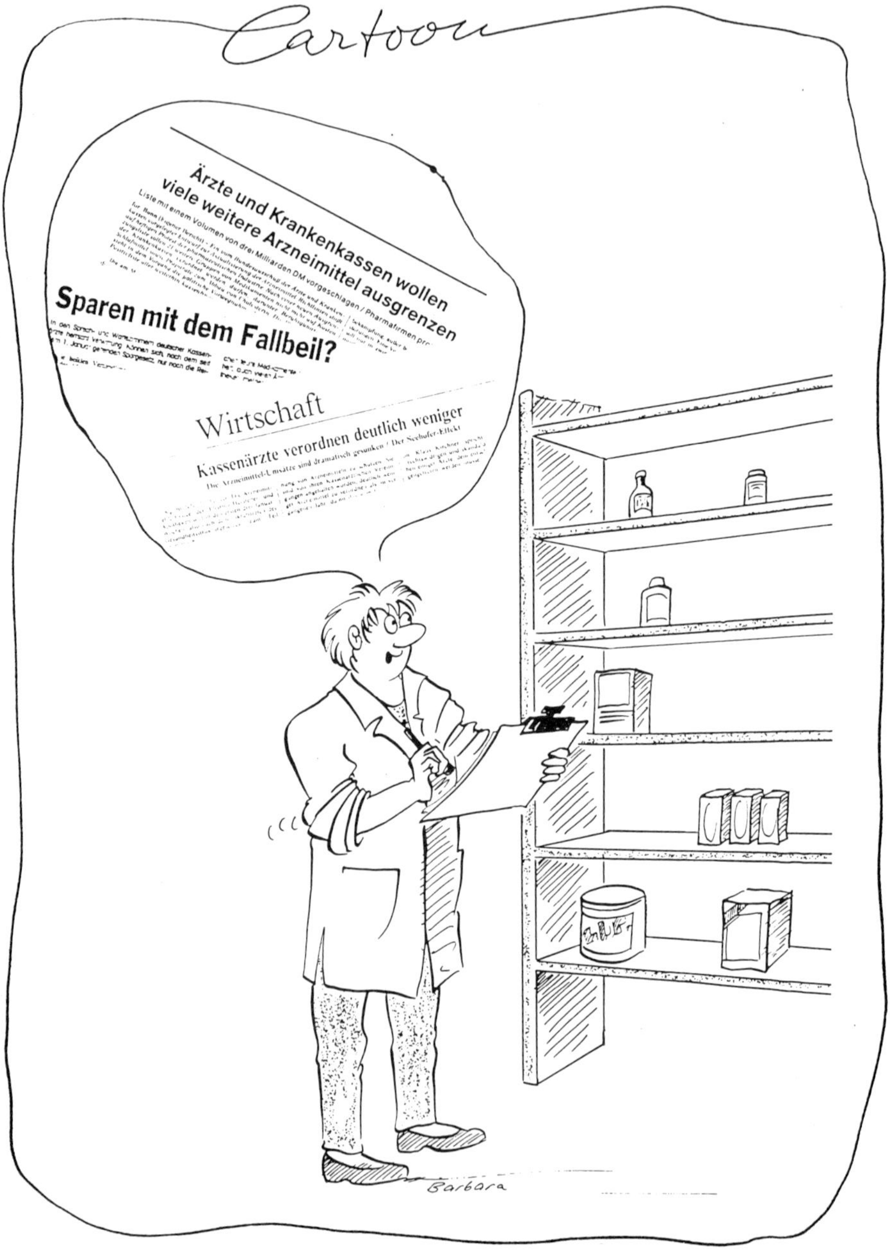
Cartoon
Ärzte und Krankenkassen wollen viele weitere Arzneimittel ausgrenzen
Sparen mit dem Fallbeil?
Wirtschaft
Kassenärzte verordnen deutlich weniger
Die Arzneimittel-Umsätze sind dramatisch gesunken / Der Seehofer-Effekt
Barbara

GSG-Folgen:
Haben Sie das gewollt, Herr Seehofer?

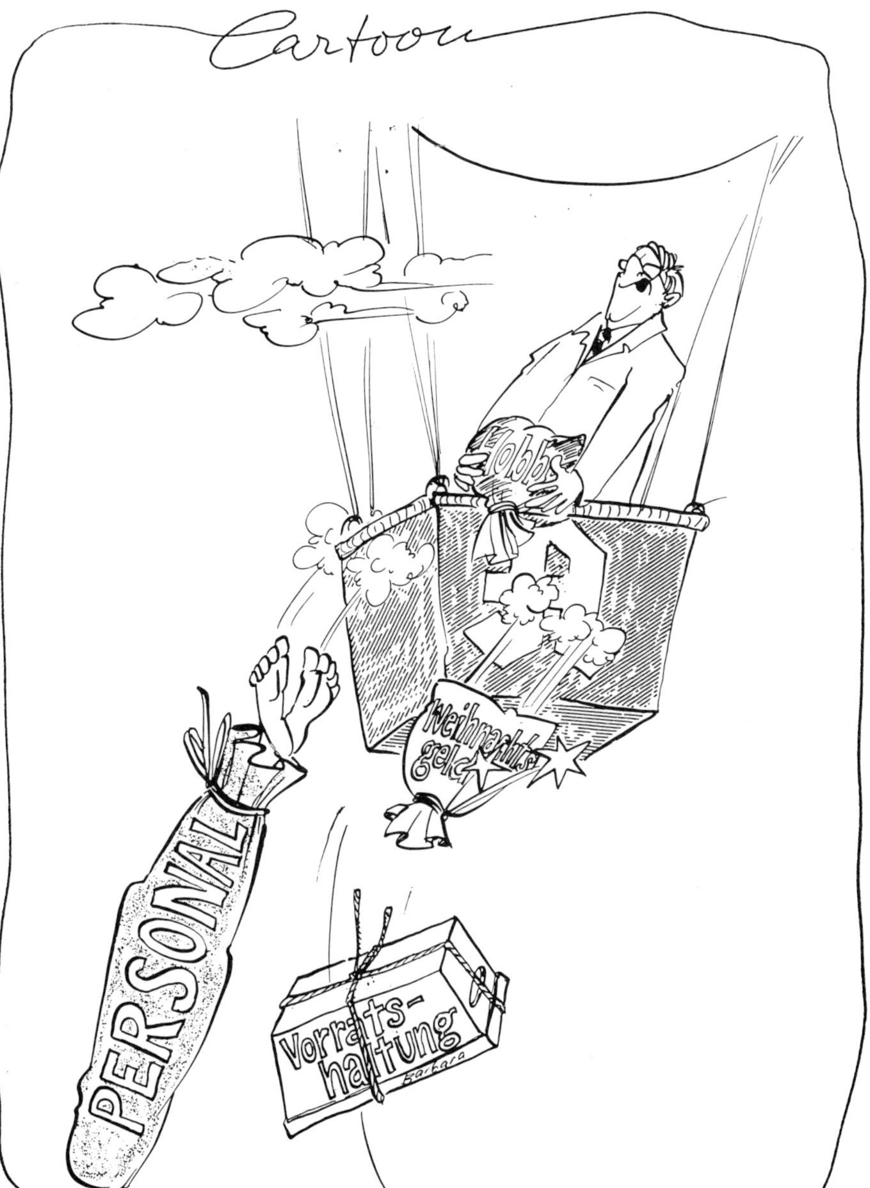

GSG-Folgen:
„Irgendwie muß ich Ballast abwerfen,
um weiter zu kommen."

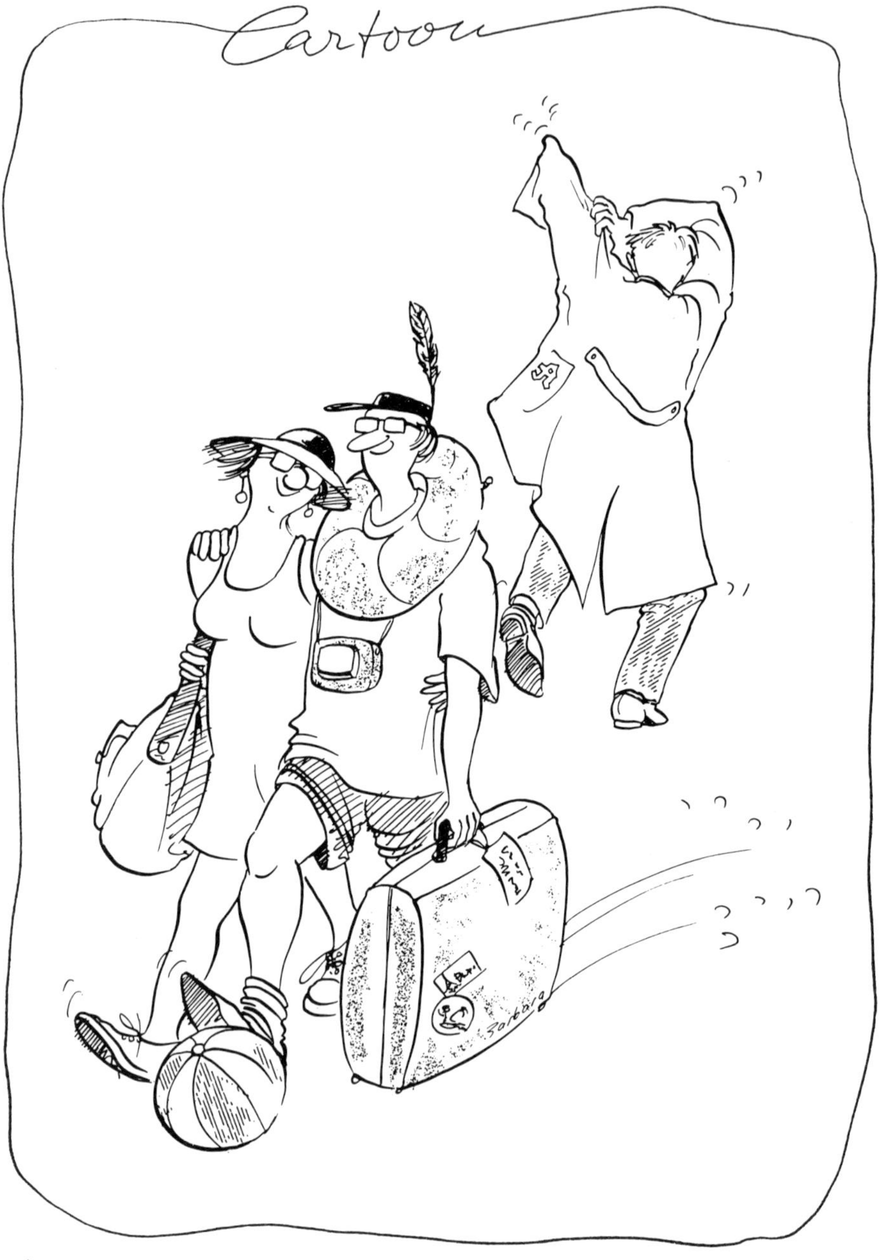

GSG-Folgen:
Mal was Positives — jetzt gibt's plötzlich wieder eine Urlaubsvertretung.

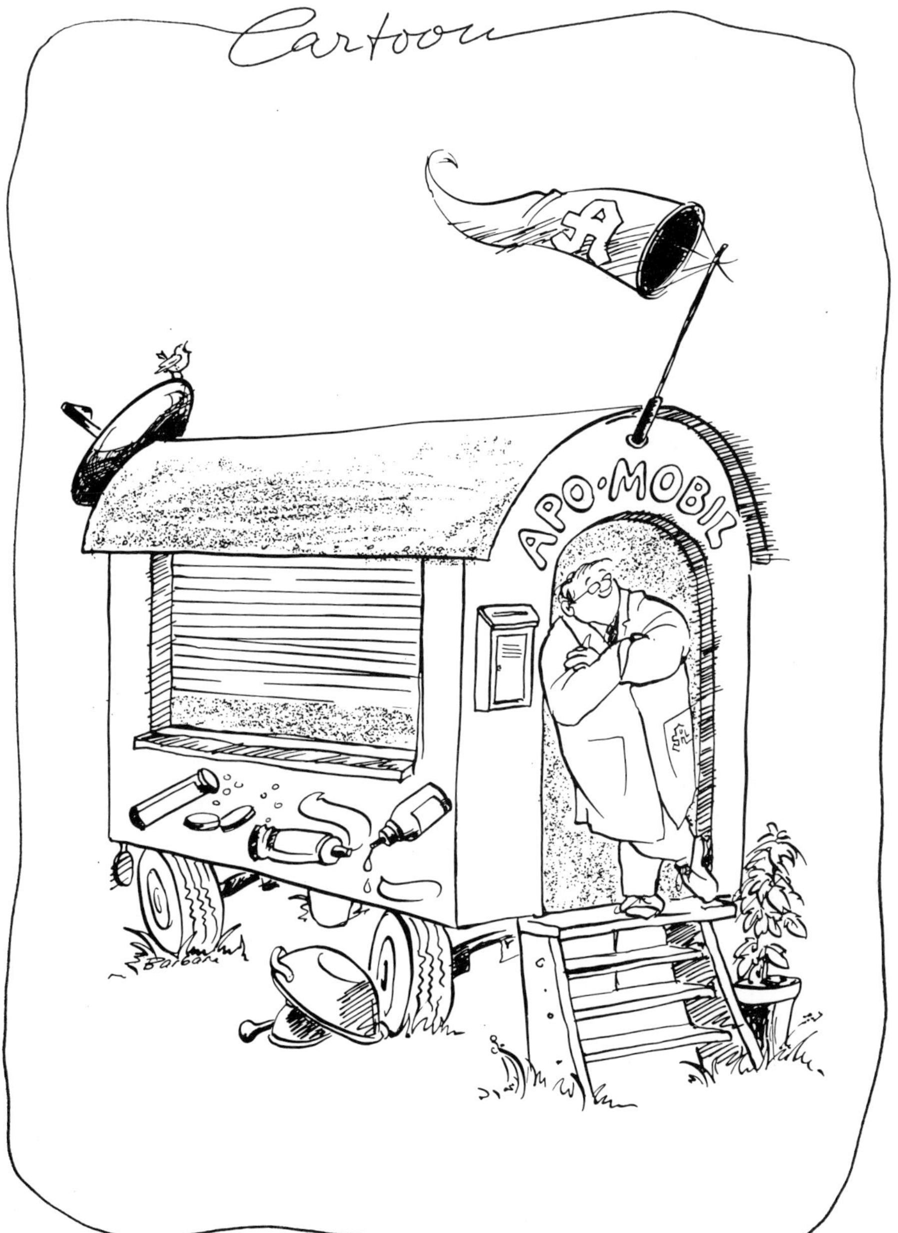

Teure Räume kann ich mir seit dem GSG nicht mehr leisten . . .

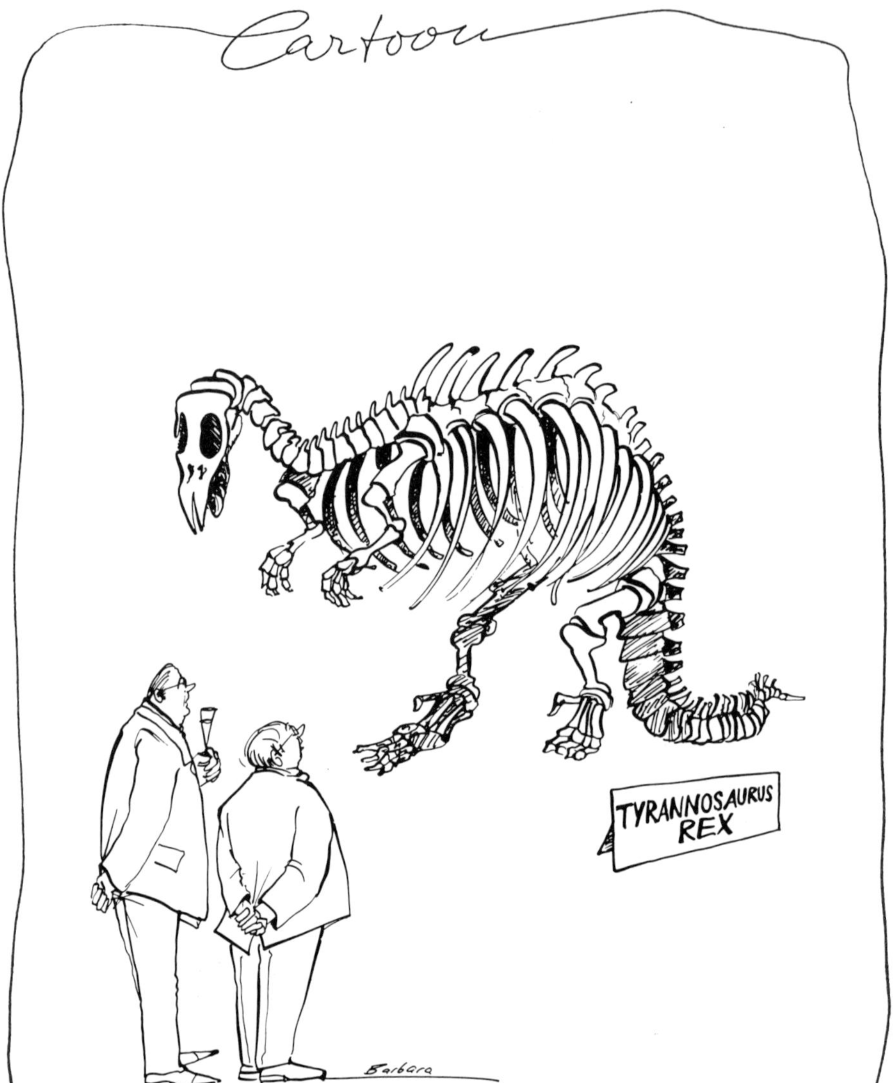

**Weißt du, mein Lieber,
hoffentlich geht's uns nicht auch bald so!**

Belauscht beim Empfang zum Deutschen Apothekertag 1993
im Berliner Naturkundemuseum.

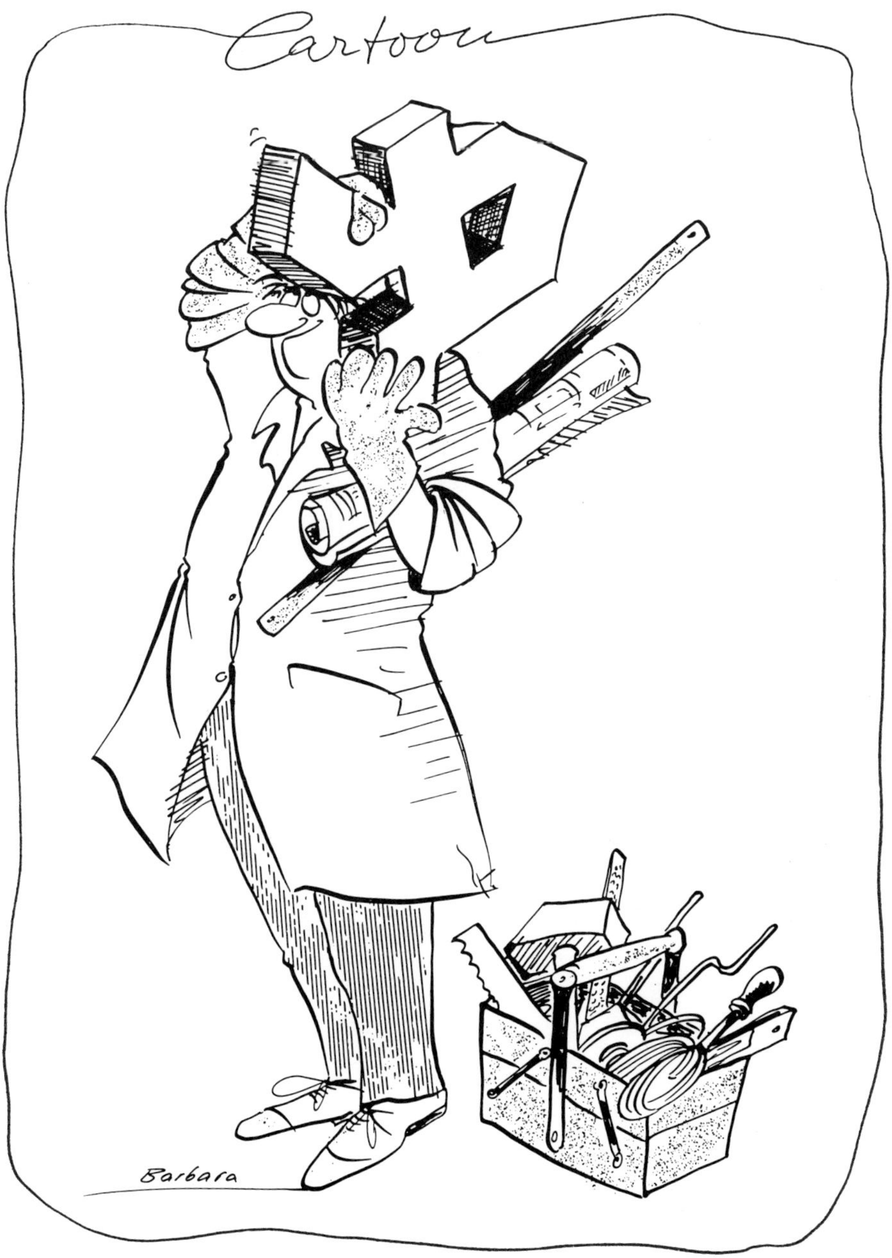

GSG-Folgen:
„Den fälligen Umbau mache ich jetzt selbst!“

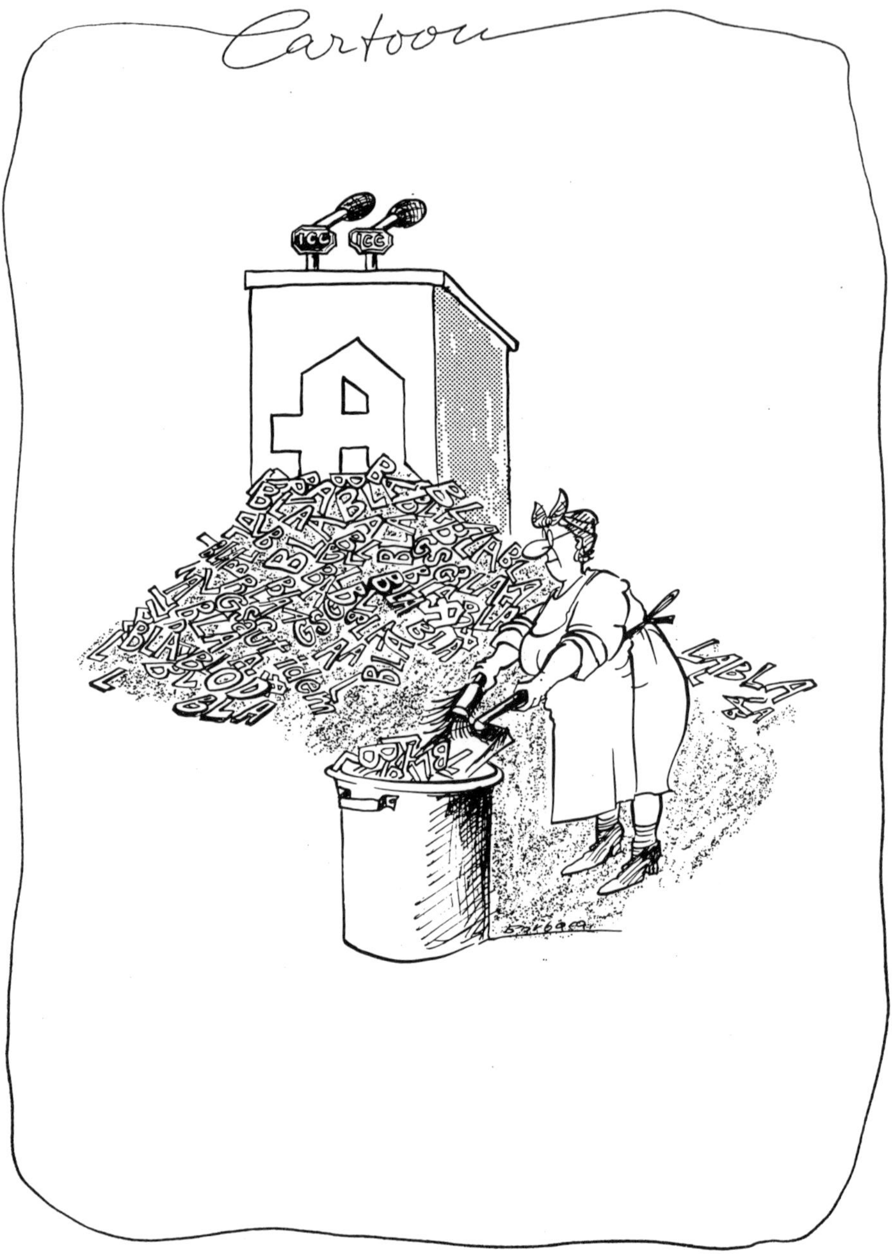

**Kehraus Deutscher Apothekertag '93:
Das war's.**

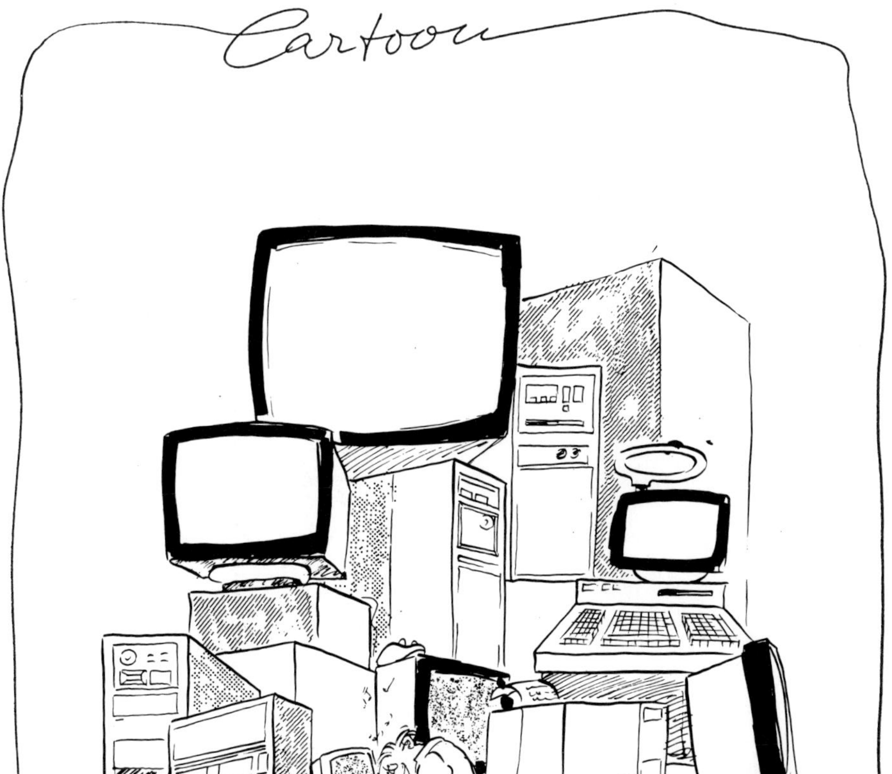

GSG-Folgen:
Ohne Computer geht's nicht mehr.

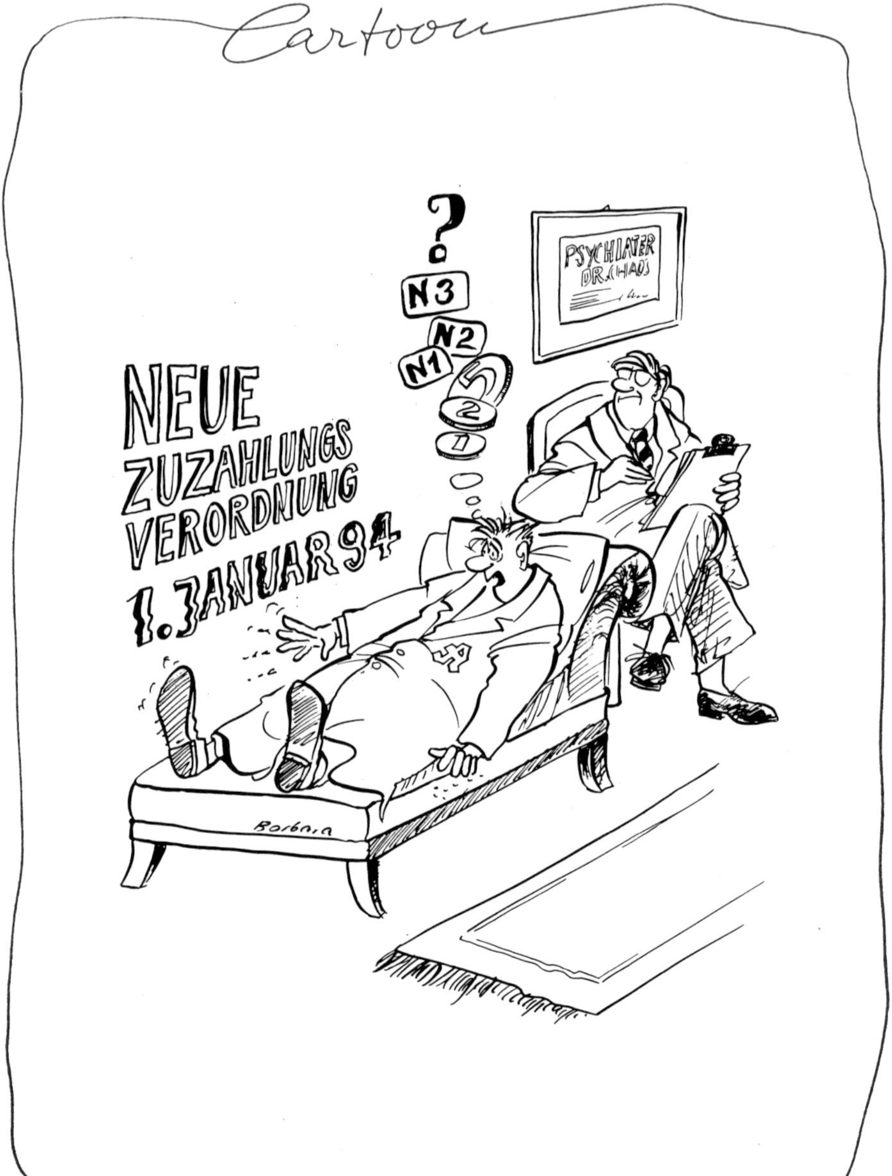

Da kommt was auf uns zu!

Die neue Zuzahlungsverordnung ab 1. Januar 1994 warf ihre Schatten voraus.

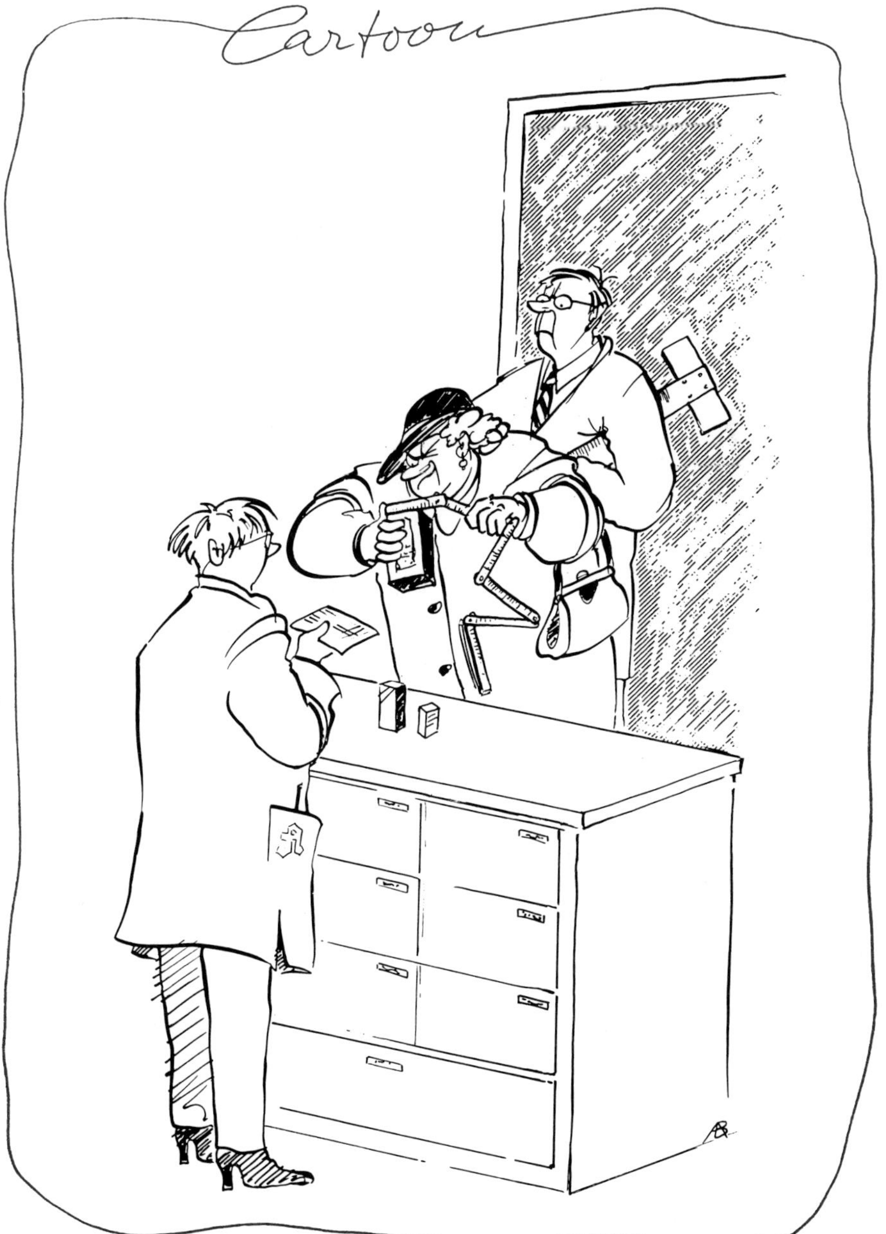

Die neue „packungsgrößenabhängige" Zuzahlungsverordnung: Warum ist diese N 2 über 5 cm größer als die N 3?

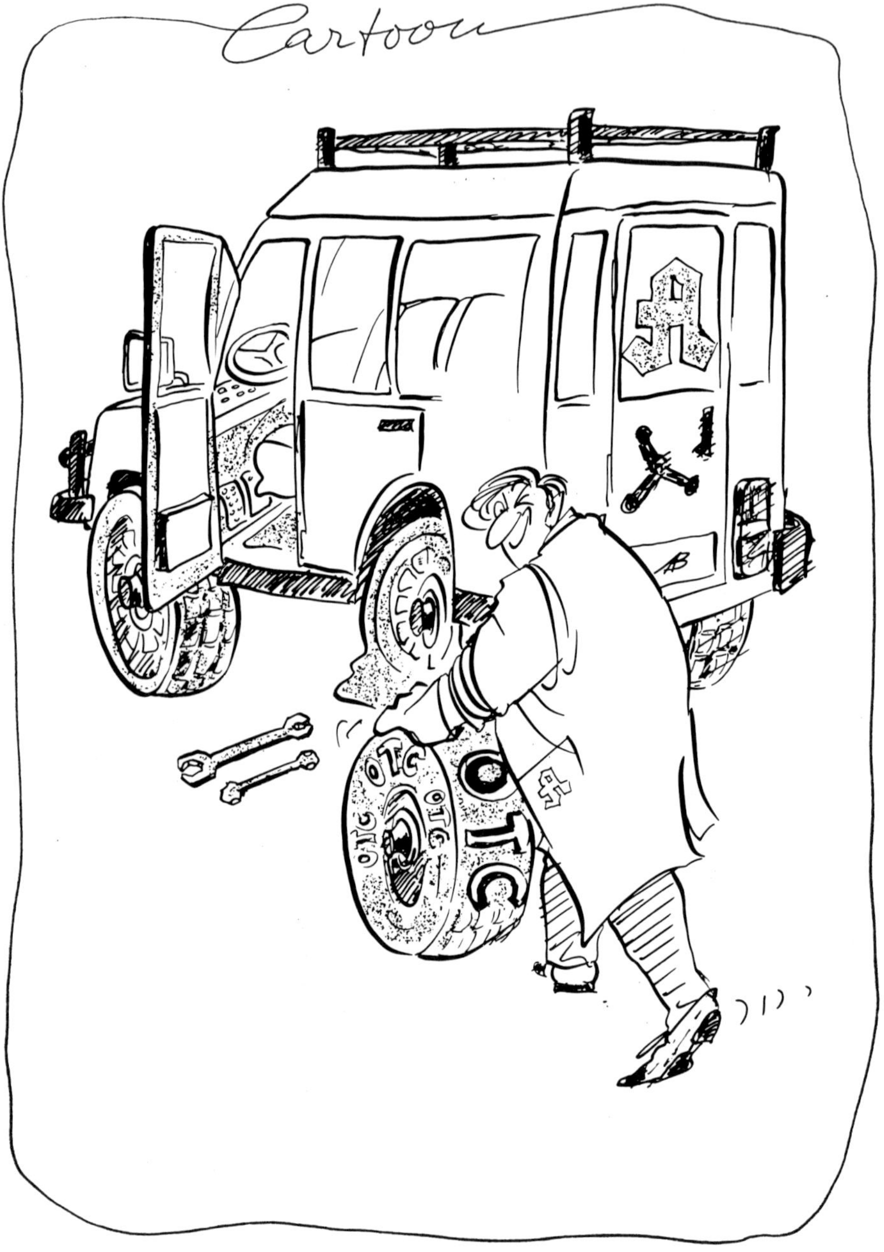

Seehofer-Panne —
wieder flott mit dem Reserverad OTC?

Auch eine Folge des GSG:
Die Selbstmedikation verzeichnete 1993 Zuwachsraten.

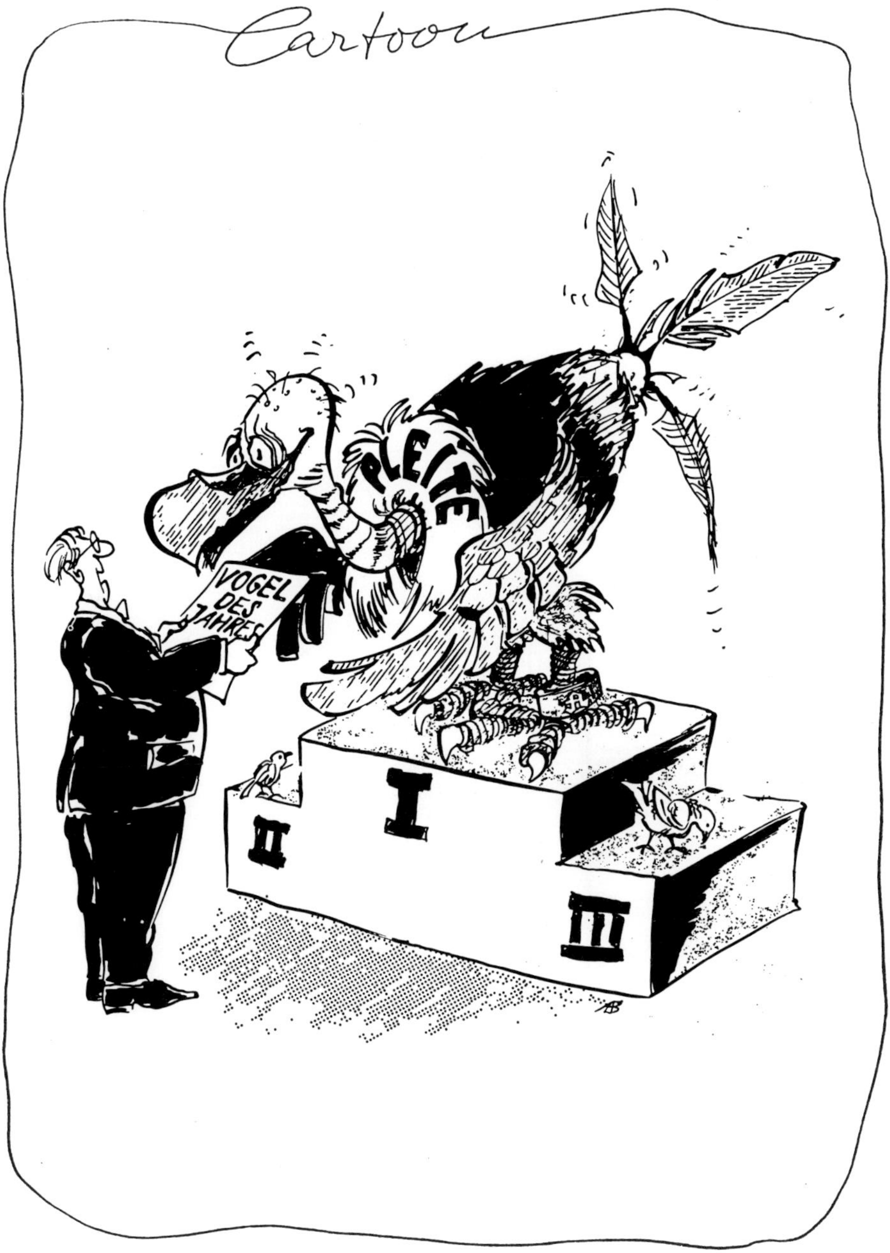

Der Vogel des Jahres

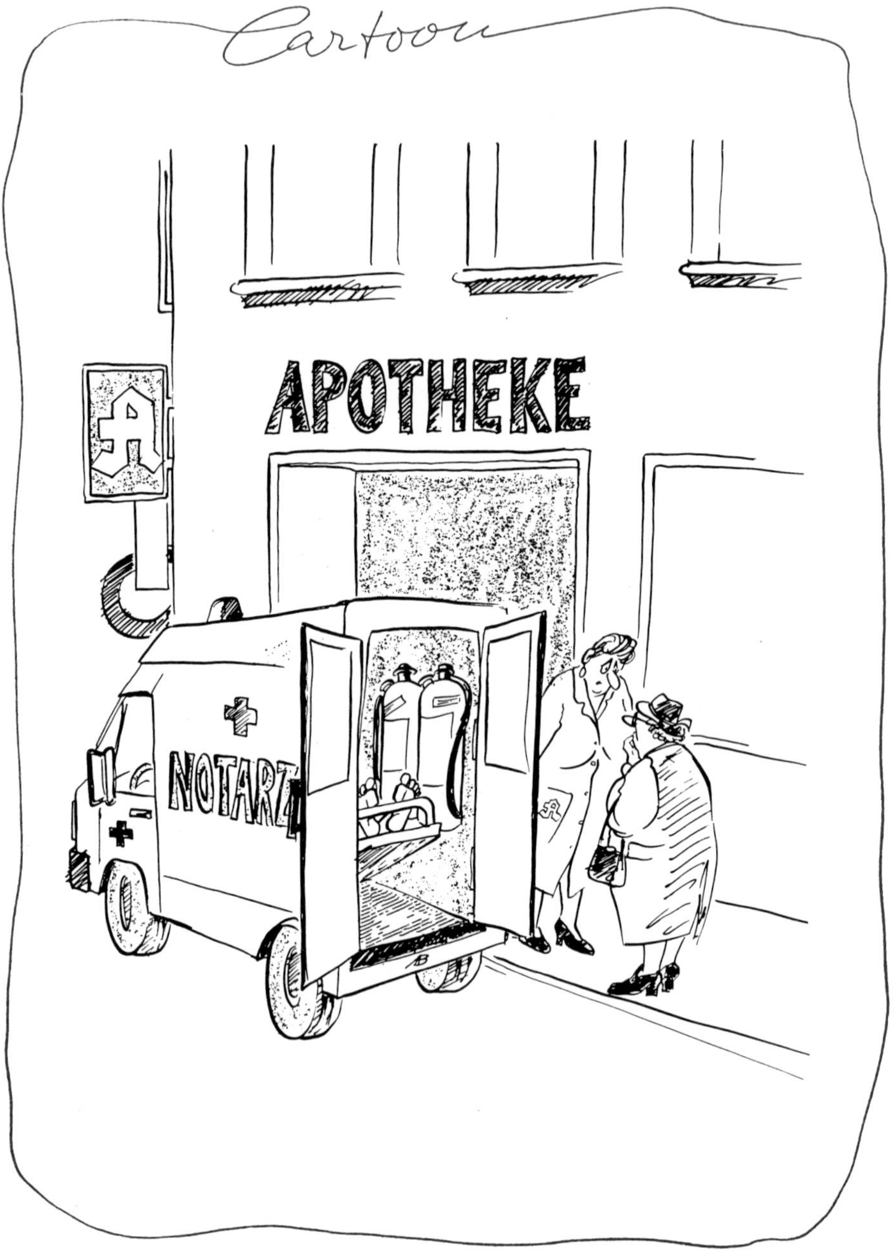

„. . . nein, kein Kunde — das ist unser Chef!
Er hat gerade den Jahresabschluß '93 bekommen."

Die Bilanz nach einem Jahr GSG sah nicht gut aus.

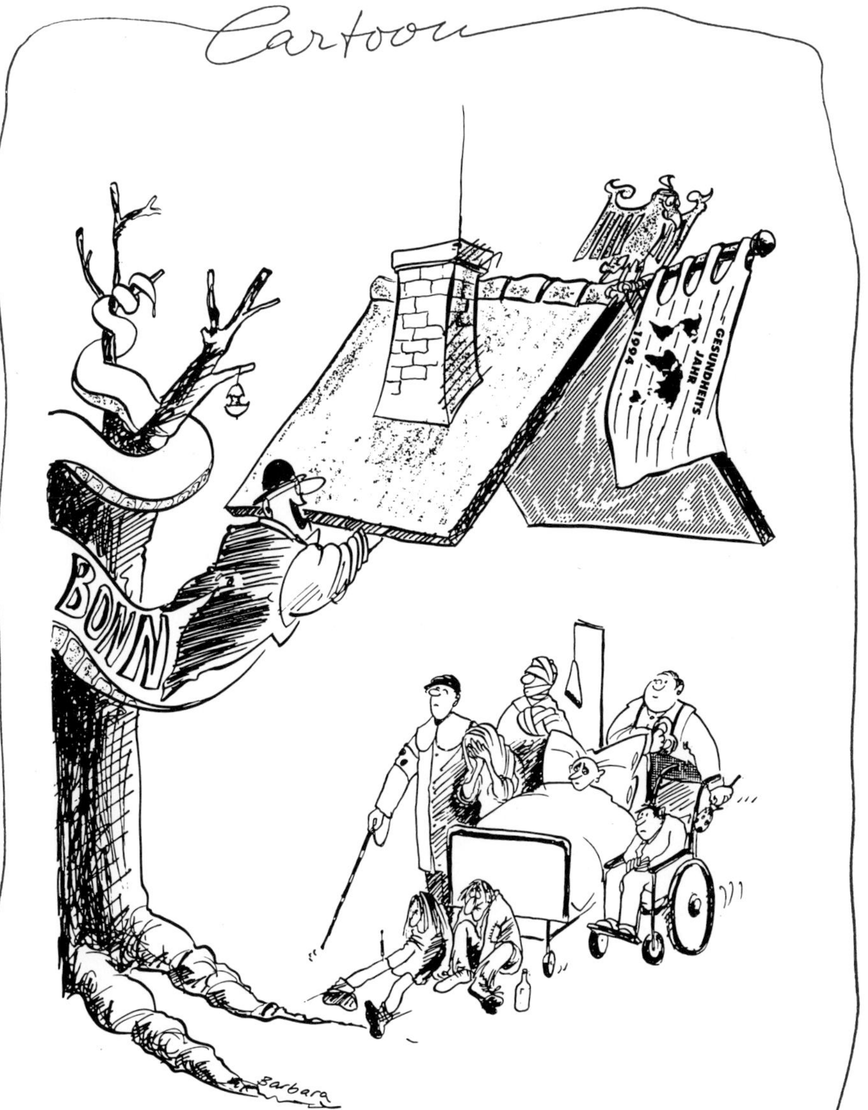

Sorgt euch nicht, 1994 steht ihr alle unter dem besonderen Schutz des „Gesundheitsjahres"!

Die Bundesvereinigung für Gesundheit ruft 1994 zum Gesundheitsjahr aus.

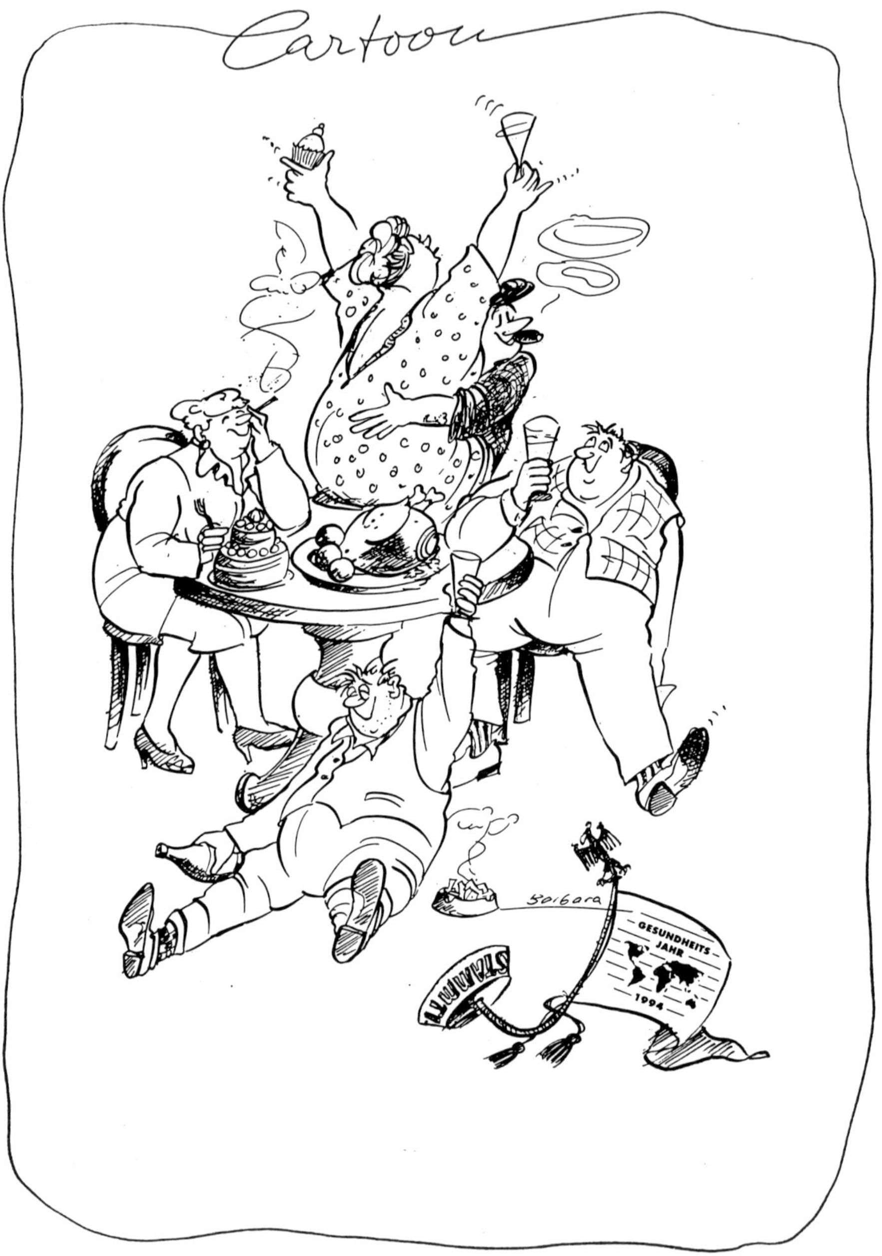

Hoch lebe das „Gesundheitsjahr 1994"!

So hat das die Bundesvereinigung für Gesundheit sicher nicht gemeint.

Cartoon

✘ Chef, wo soll die Beratungsecke hin?

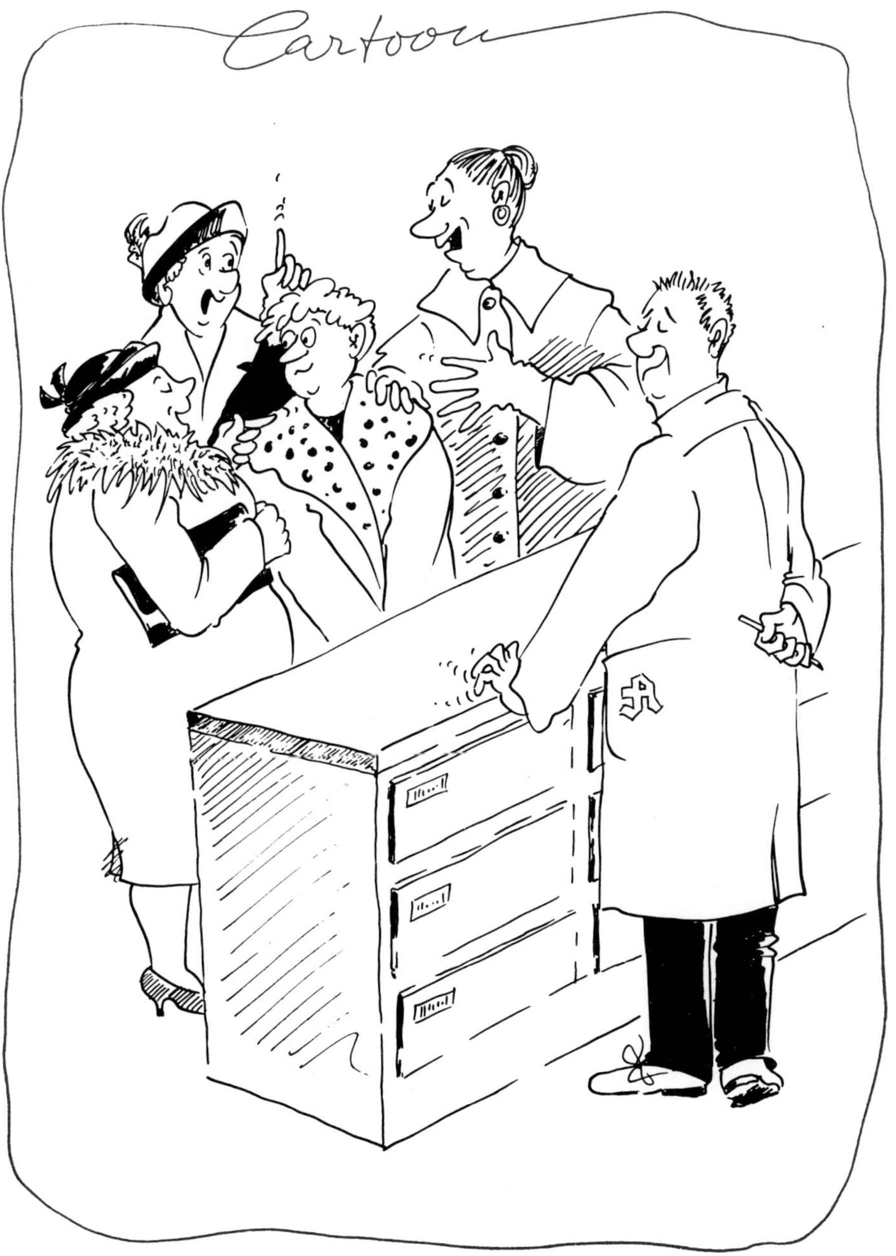

Beratung in der Apotheke

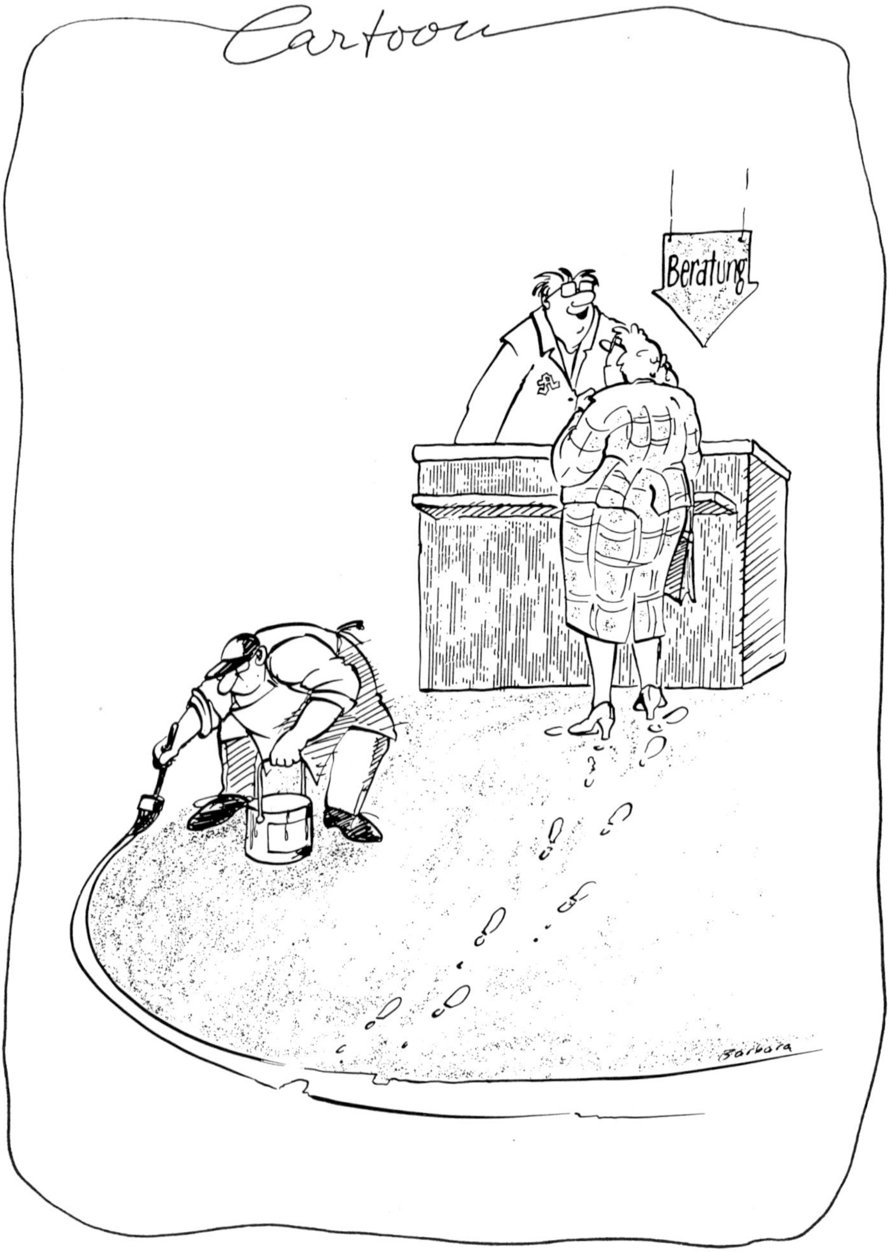

Die Bannmeile

In der Apotheke soll die Möglichkeit für eine diskrete Beratung gegeben sein.

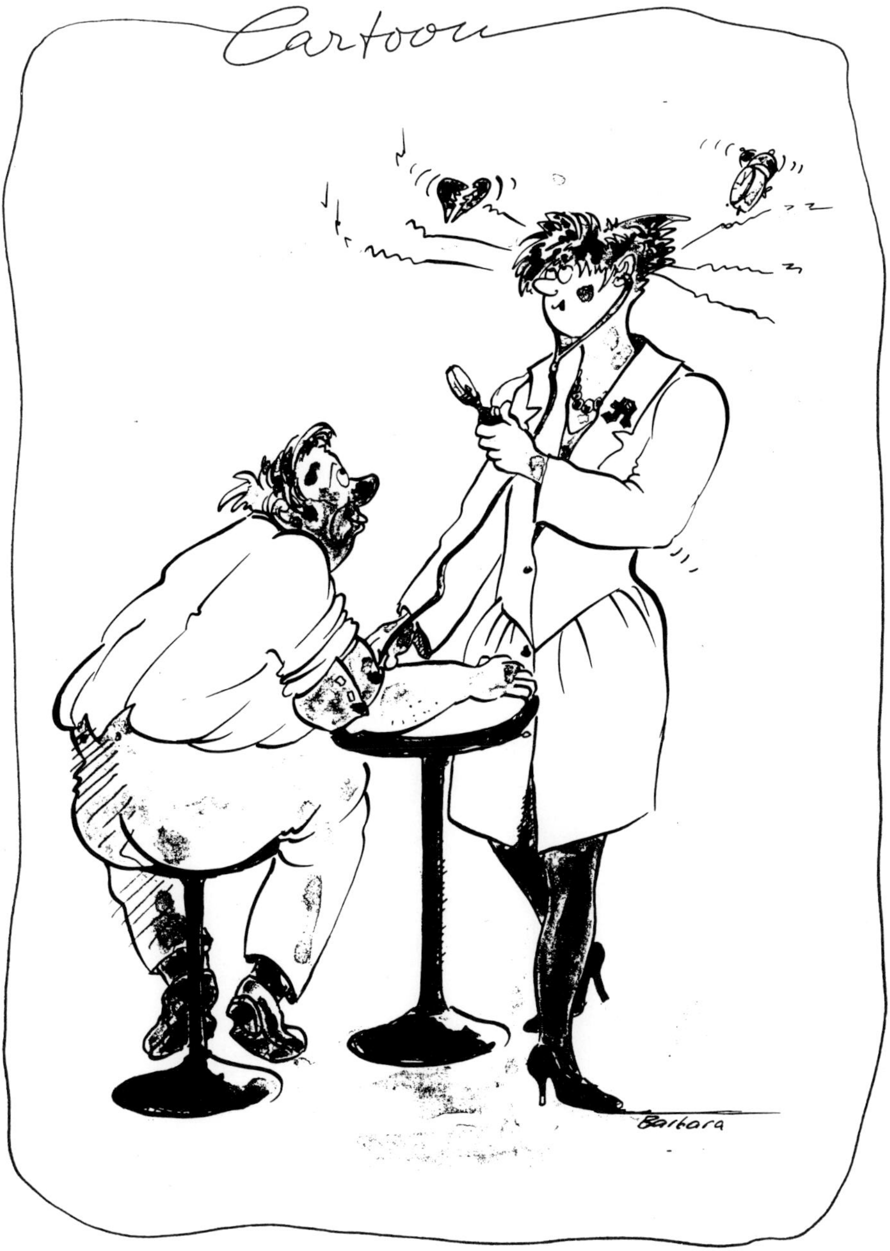

Was piept denn da?

Blutdruckmessen in der Apotheke

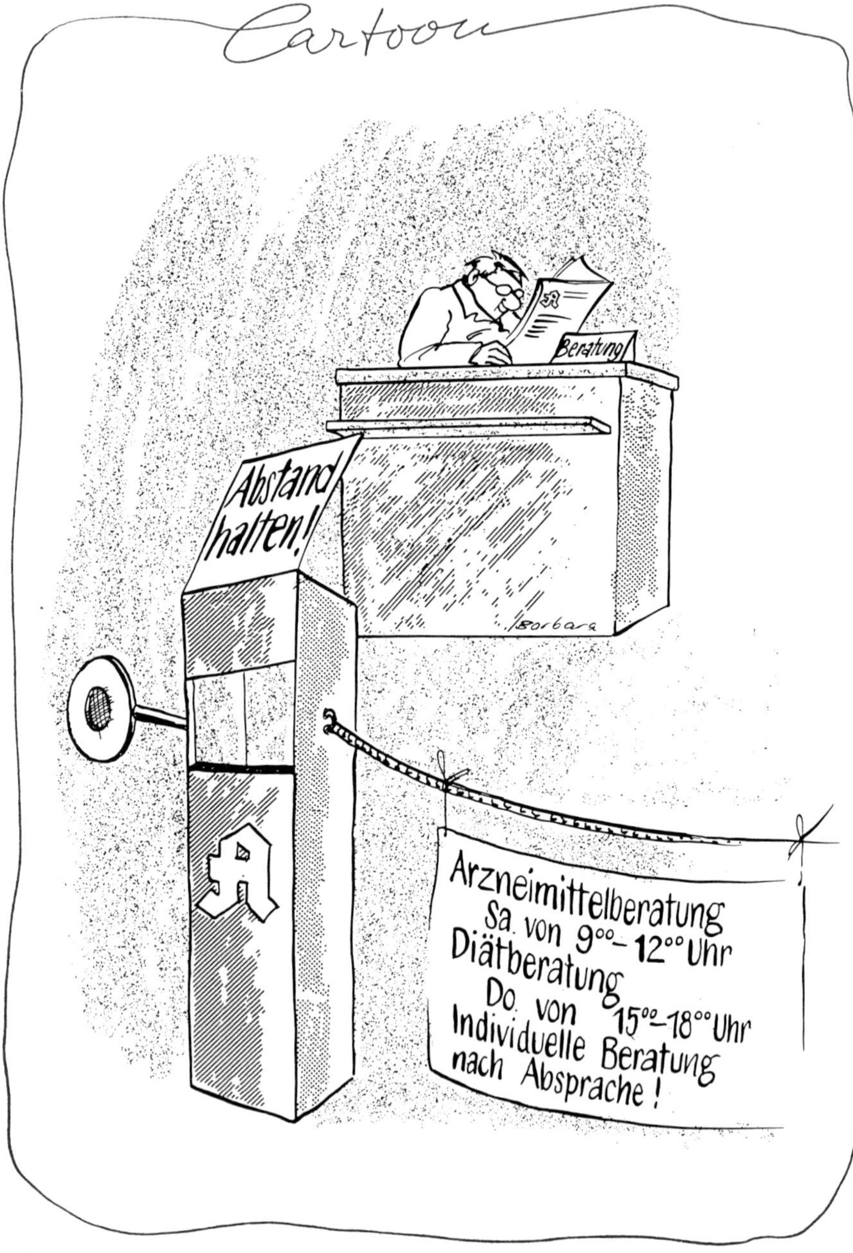
Cartoon
Beratung
Abstand halten!
Barbara
Arzneimittelberatung
Sa. von 9°°– 12°° Uhr
Diätberatung
Do. von 15°°–18°° Uhr
Individuelle Beratung
nach Absprache!

Die Beratungszone in der Apotheke — wurde hier irgendetwas mißverstanden?

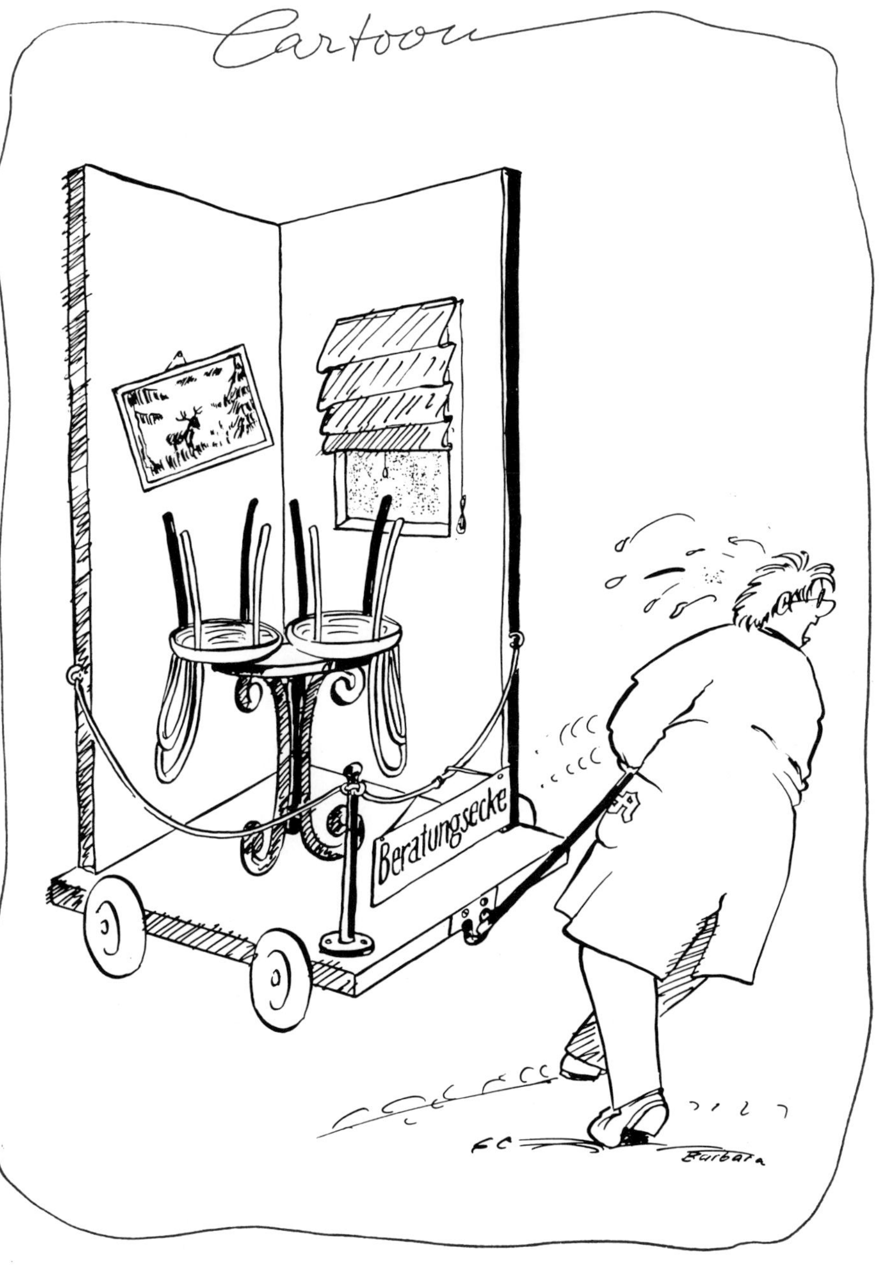

Chef, wo soll die Beratungsecke hin?

In einer neuen Apothekenbetriebsordnung soll für die Apotheke eine „Beratungsecke“ vorgeschrieben werden.

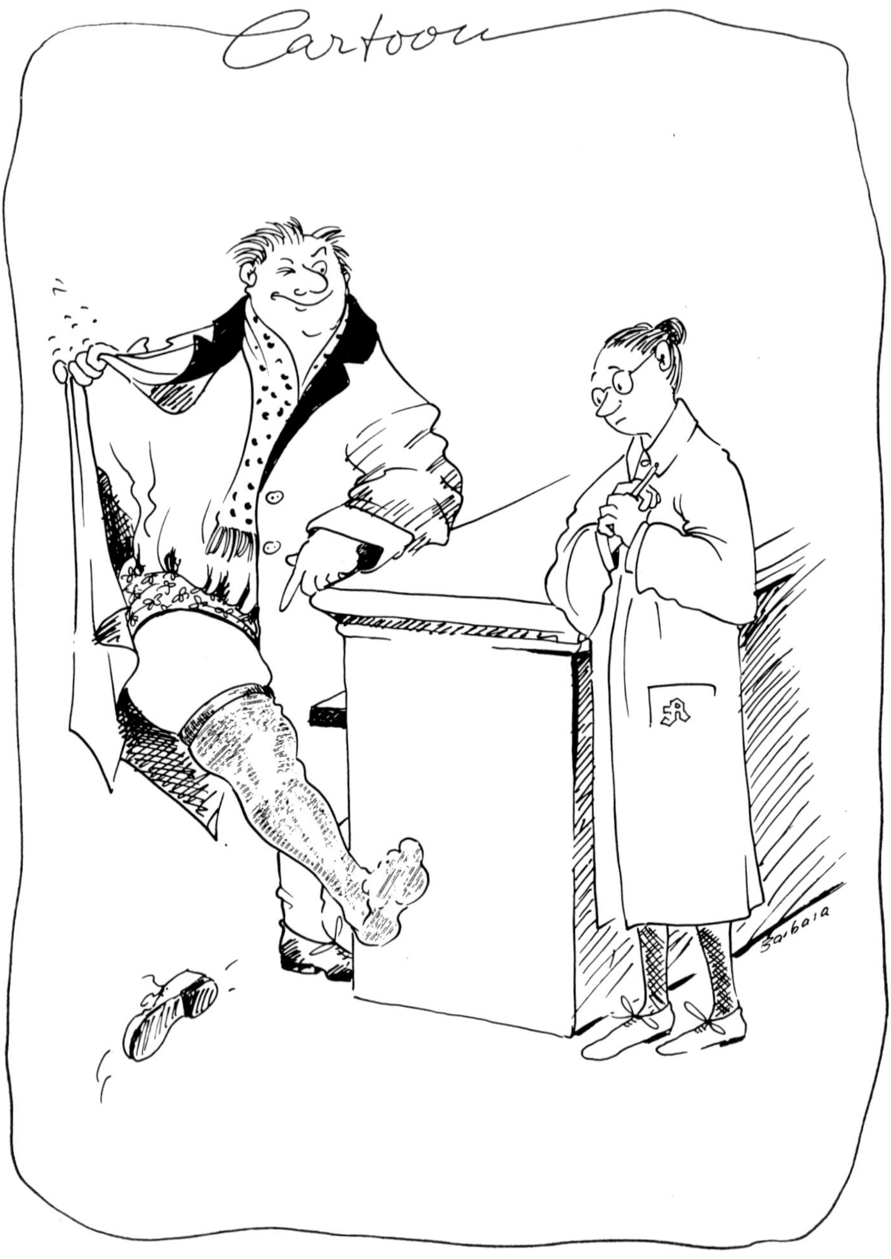

Stützstrümpfe — Alptraum der Apotheke?

Die Apotheke muß sich mit Dienstleistungen befassen.

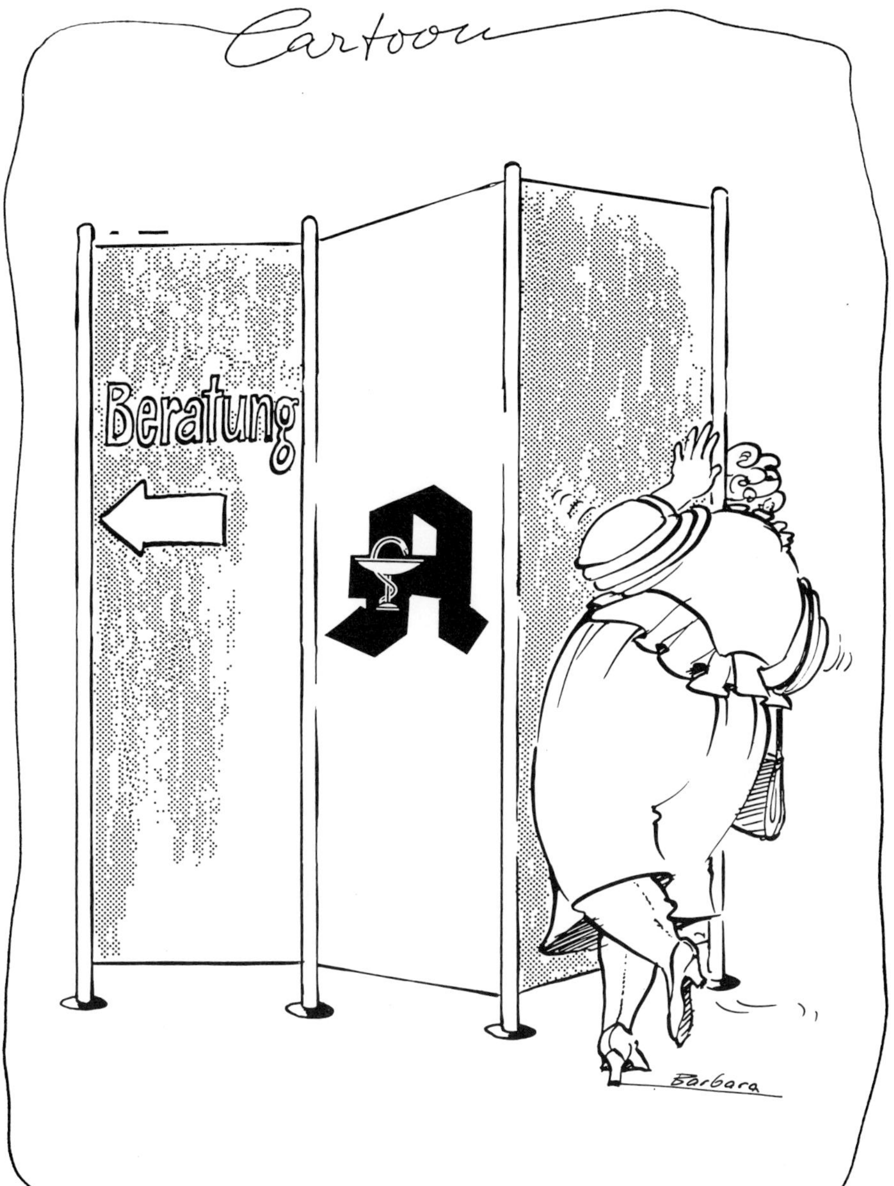

Aha, interessant!

Thema Beratungsecke.

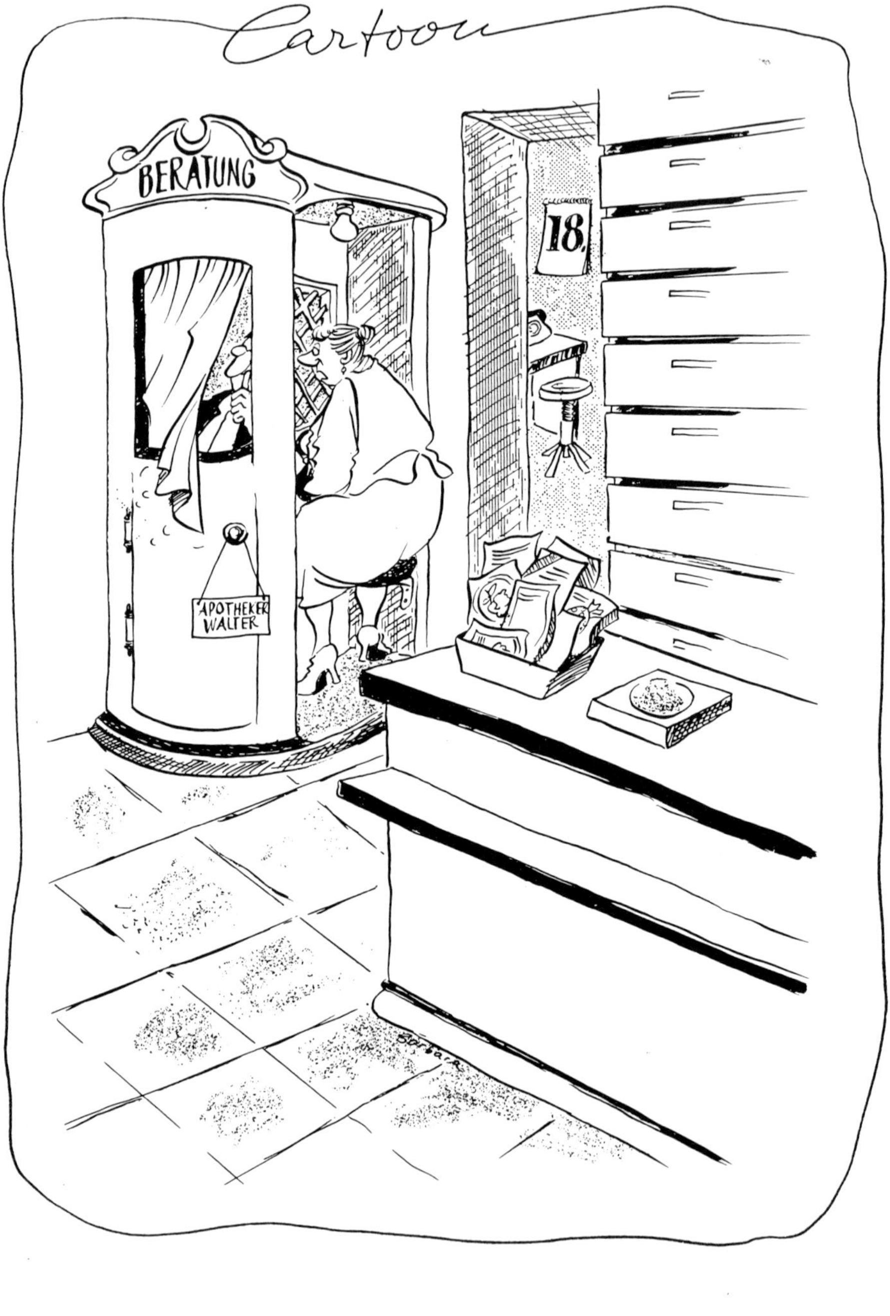

Bisweilen ist der Apotheker auch Seelentröster

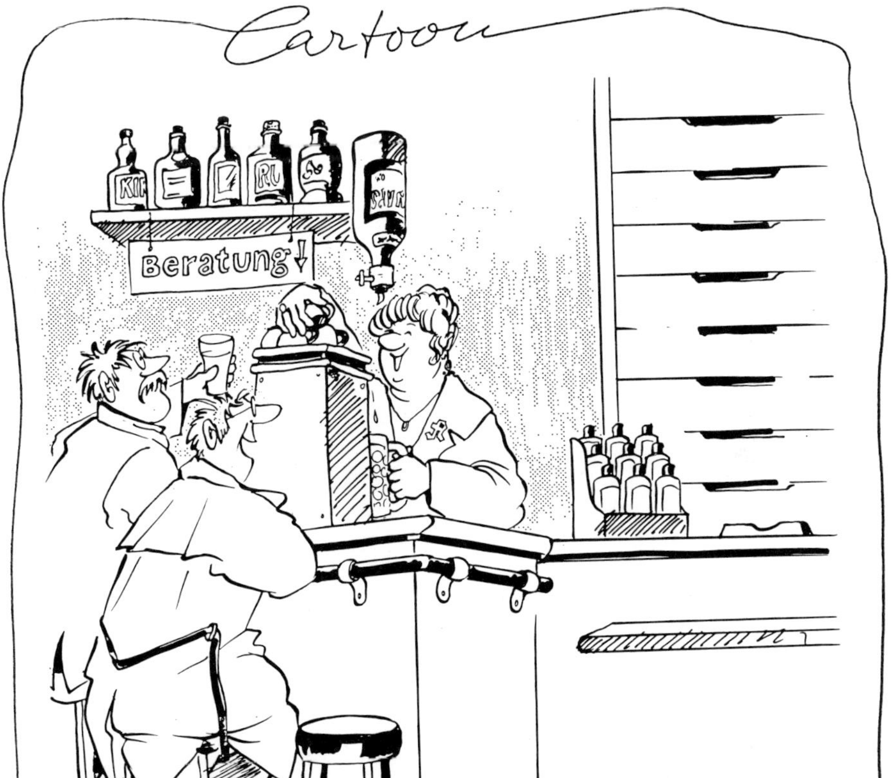

Beratung muß nicht trocken sein

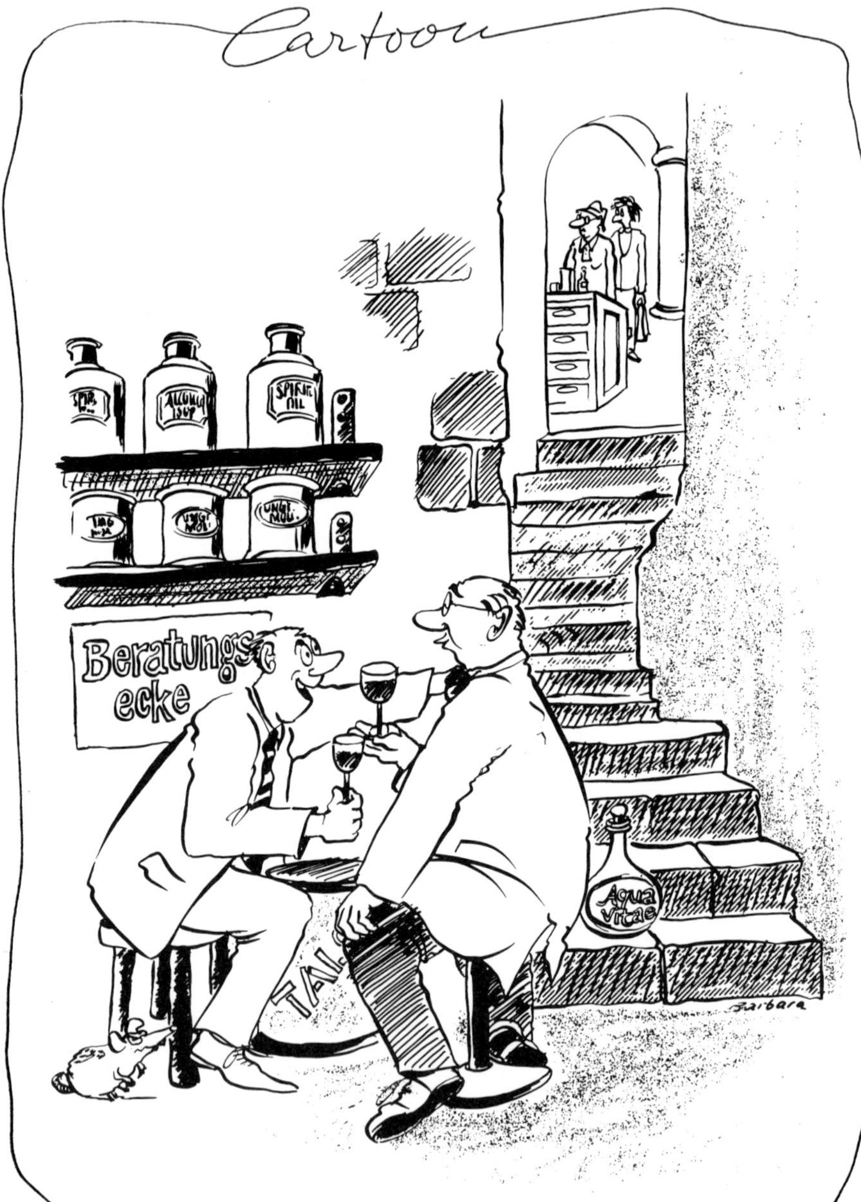

**Die Beratungsecke —
hier kann man mit den Kunden auch einmal
heikle Themen besprechen**

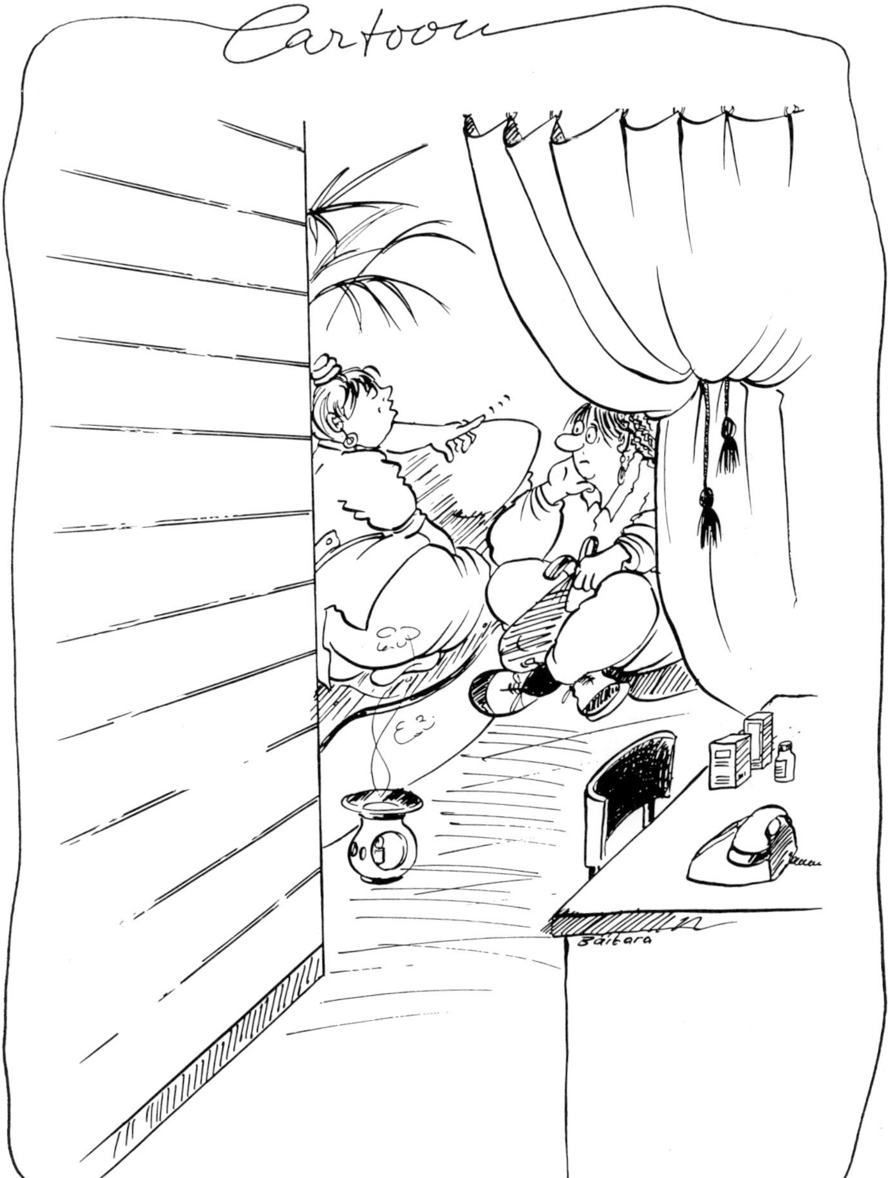

Die feminine Beratungsecke

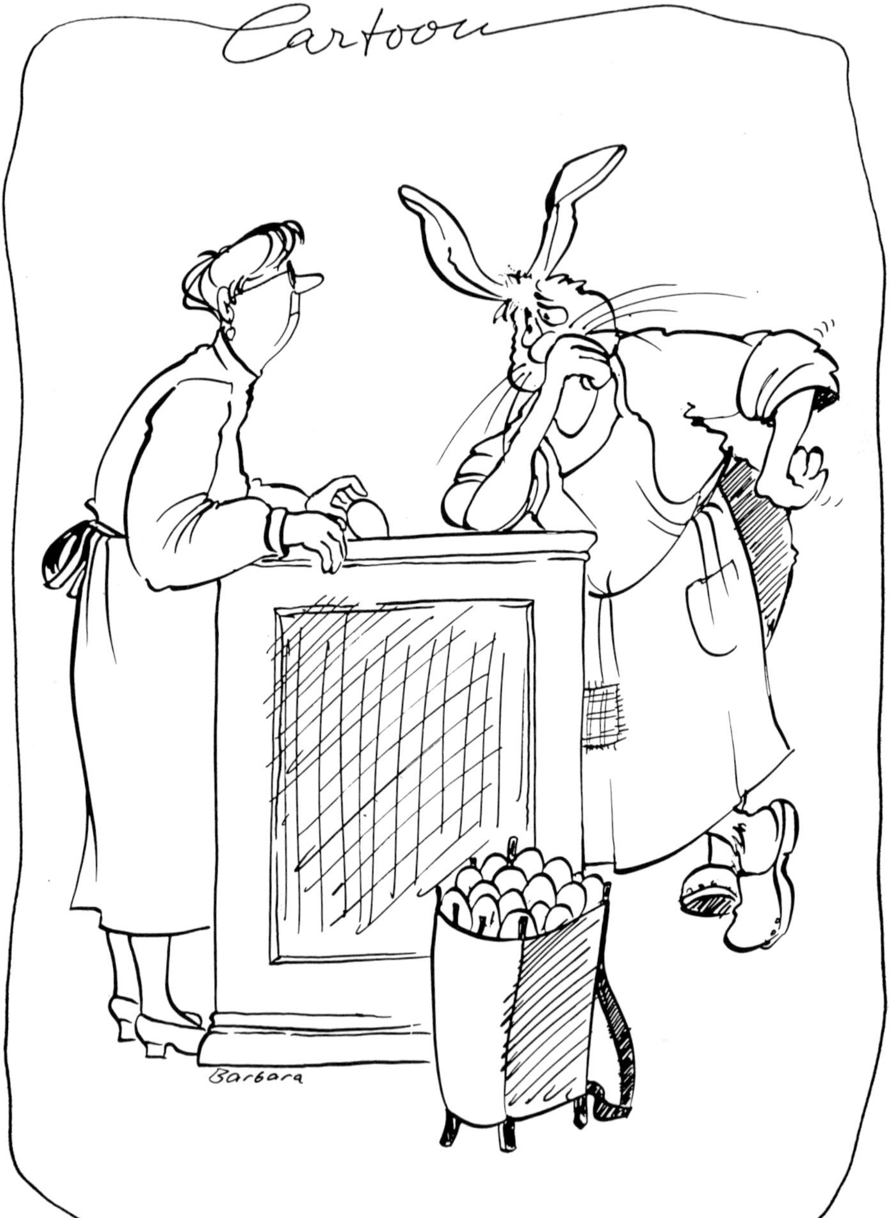

Beratung in der Apotheke:
„Welche Naturfarben darf ich denn noch nehmen?"

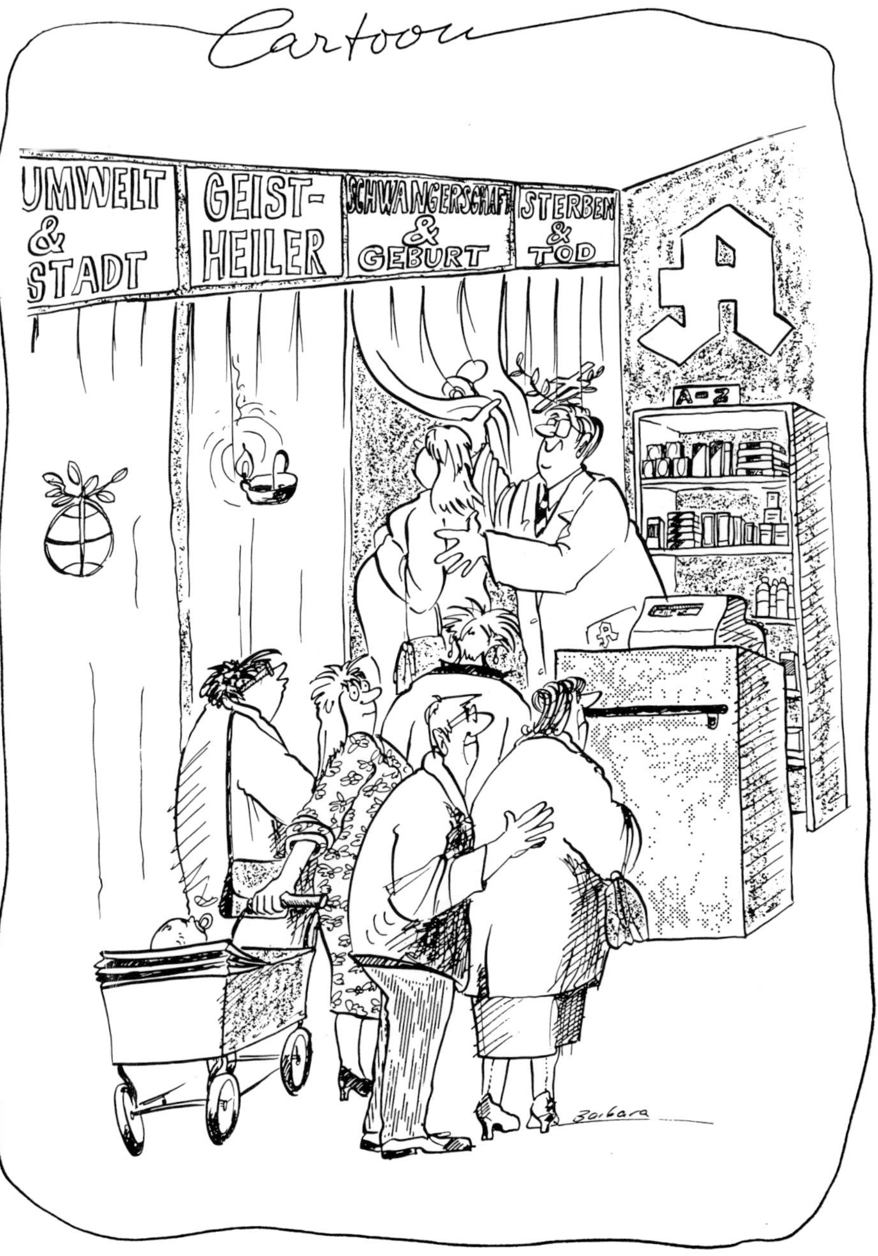

**New-Age-Apotheke 2000:
Rundum-Beratungen für mehr Lebensqualität**

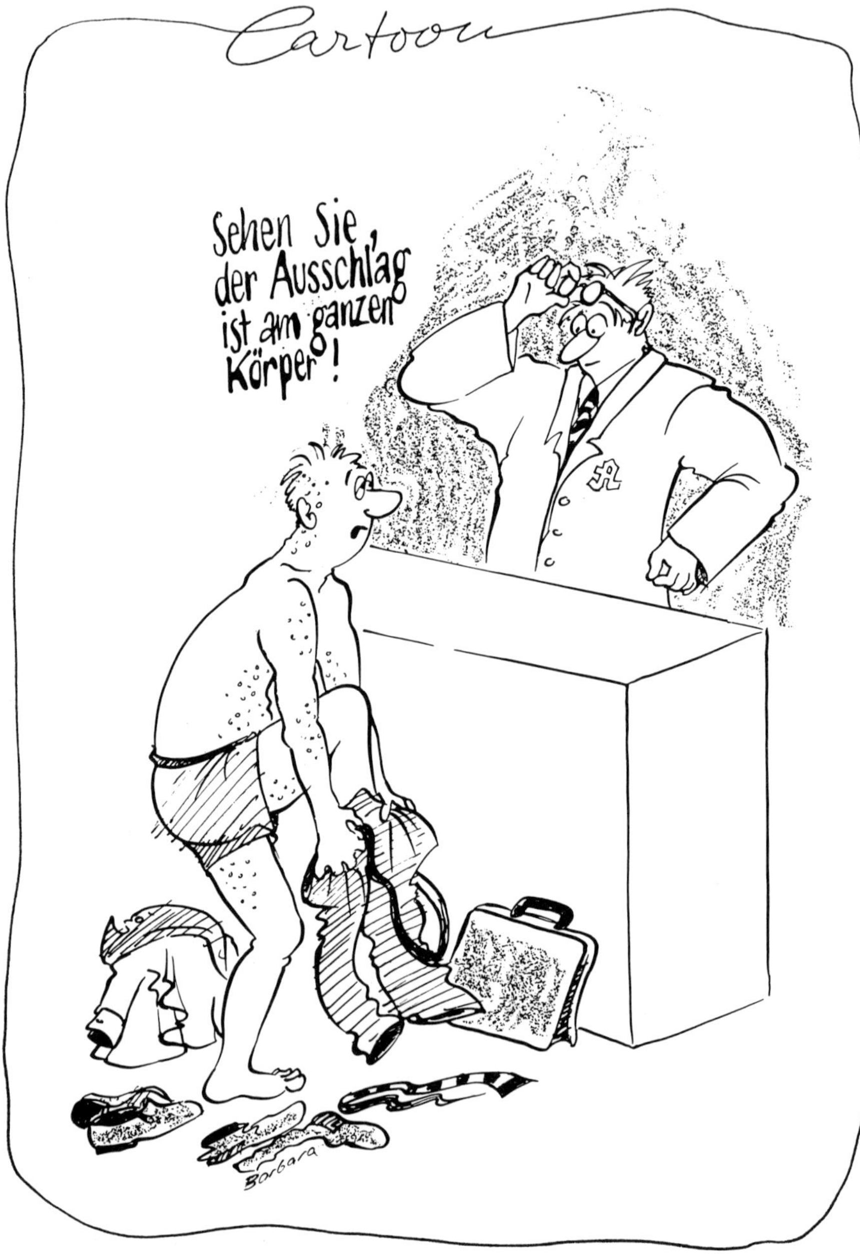
Cartoon
Sehen Sie, der Ausschlag ist am ganzen Körper!
Barbara

Beratung hautnah

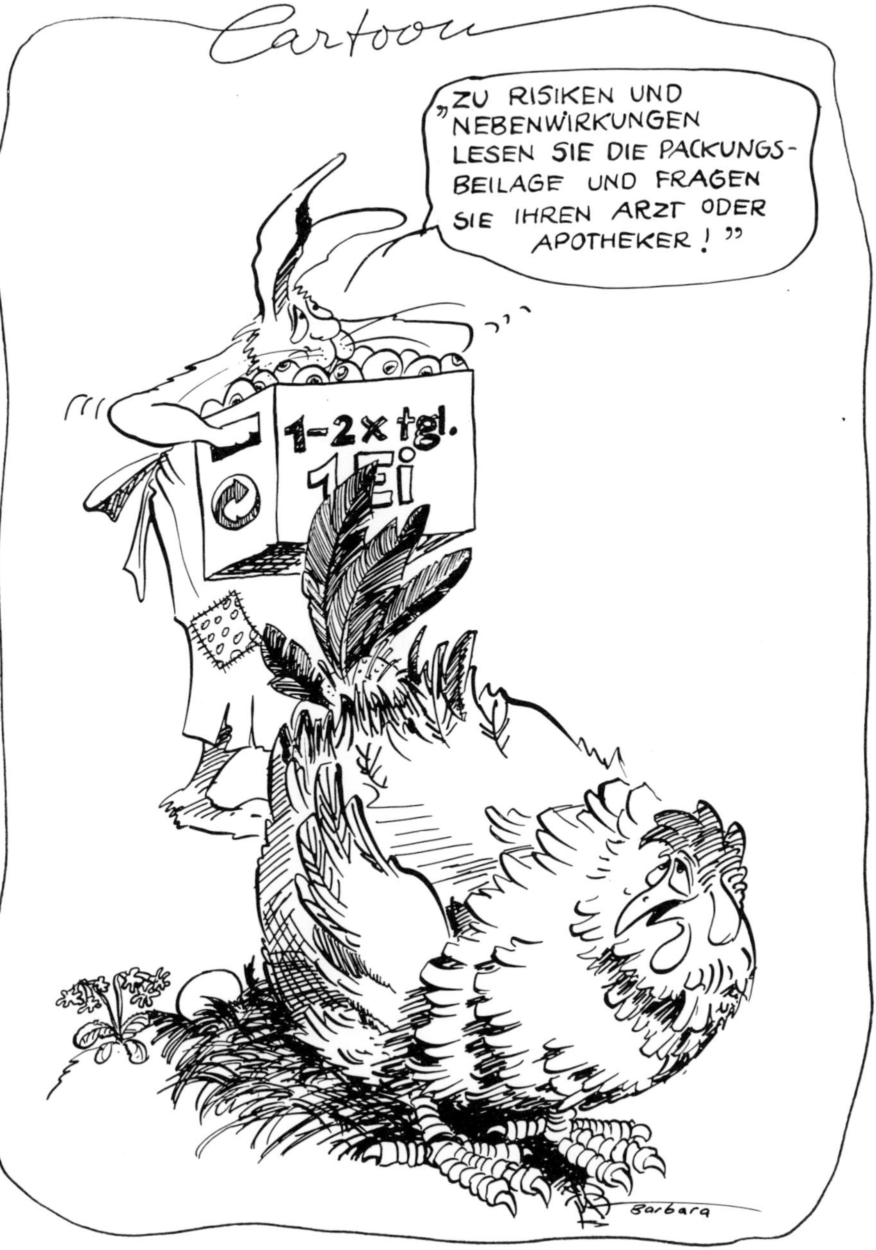
Cartoon
„ZU RISIKEN UND NEBENWIRKUNGEN LESEN SIE DIE PACKUNGSBEILAGE UND FRAGEN SIE IHREN ARZT ODER APOTHEKER!"
1–2 x tgl. 1 Ei
Barbara

Apothekenpflicht für Ostereier?
Na klar, bei dem Cholesteringehalt!

Cartoon

✘ Selbst ist die Frau, der Mann

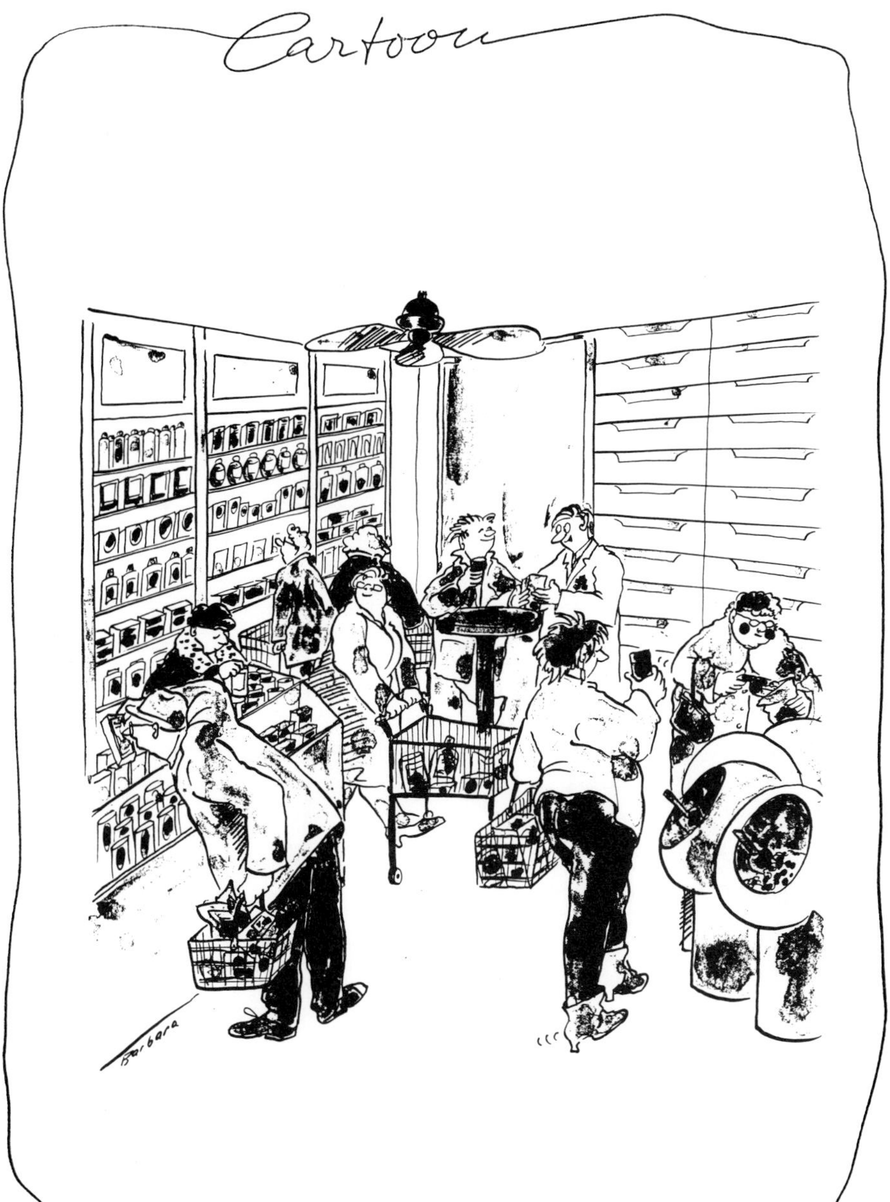

Die Selbstmedikation wächst, der Apotheker ist gefordert

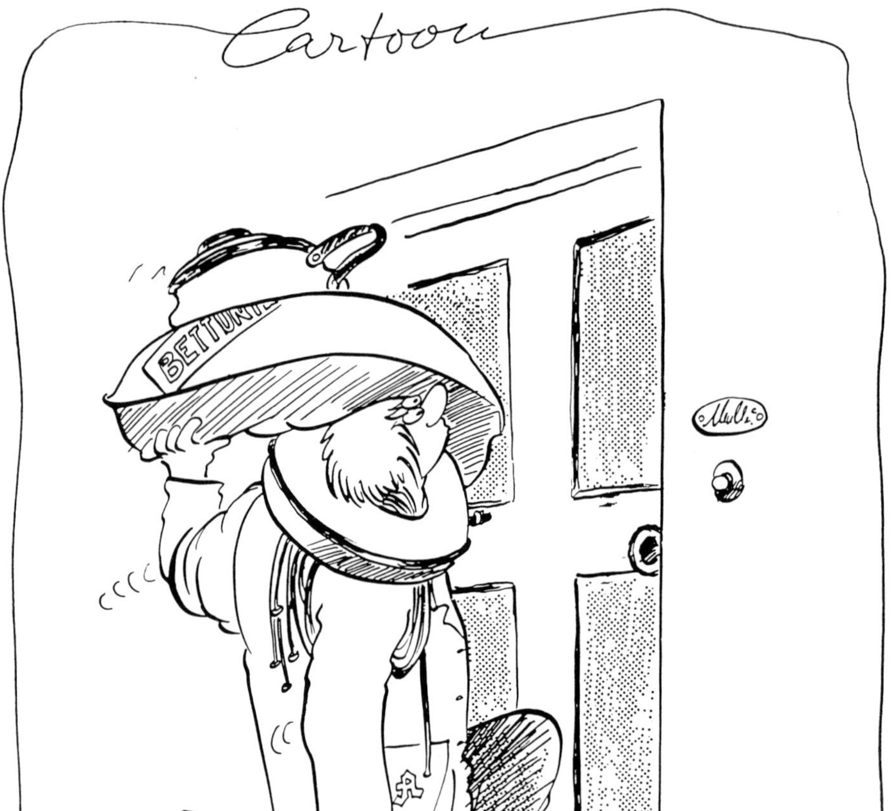

Home Care — ist's so richtig?

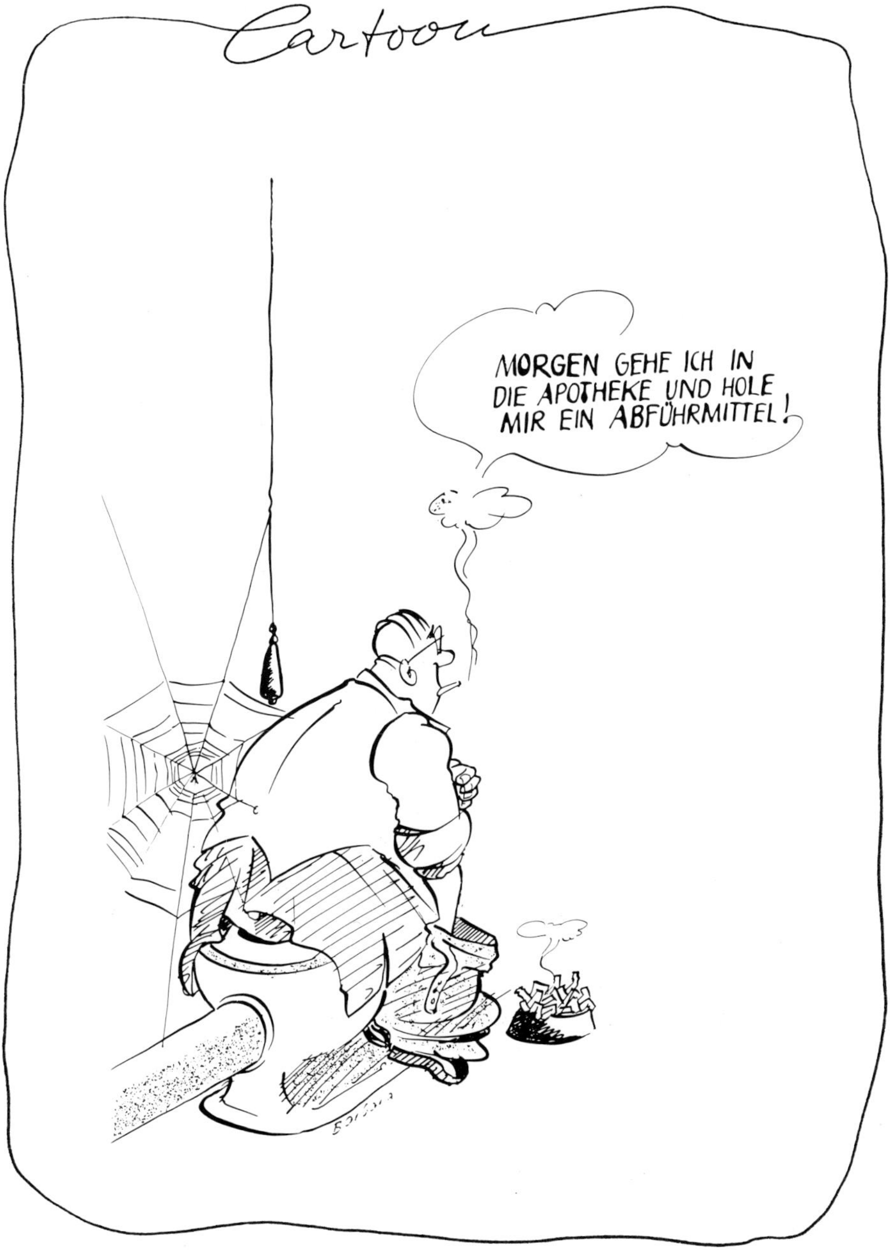
Cartoon
MORGEN GEHE ICH IN DIE APOTHEKE UND HOLE MIR EIN ABFÜHRMITTEL!

Ein Fall für die Selbstmedikation?

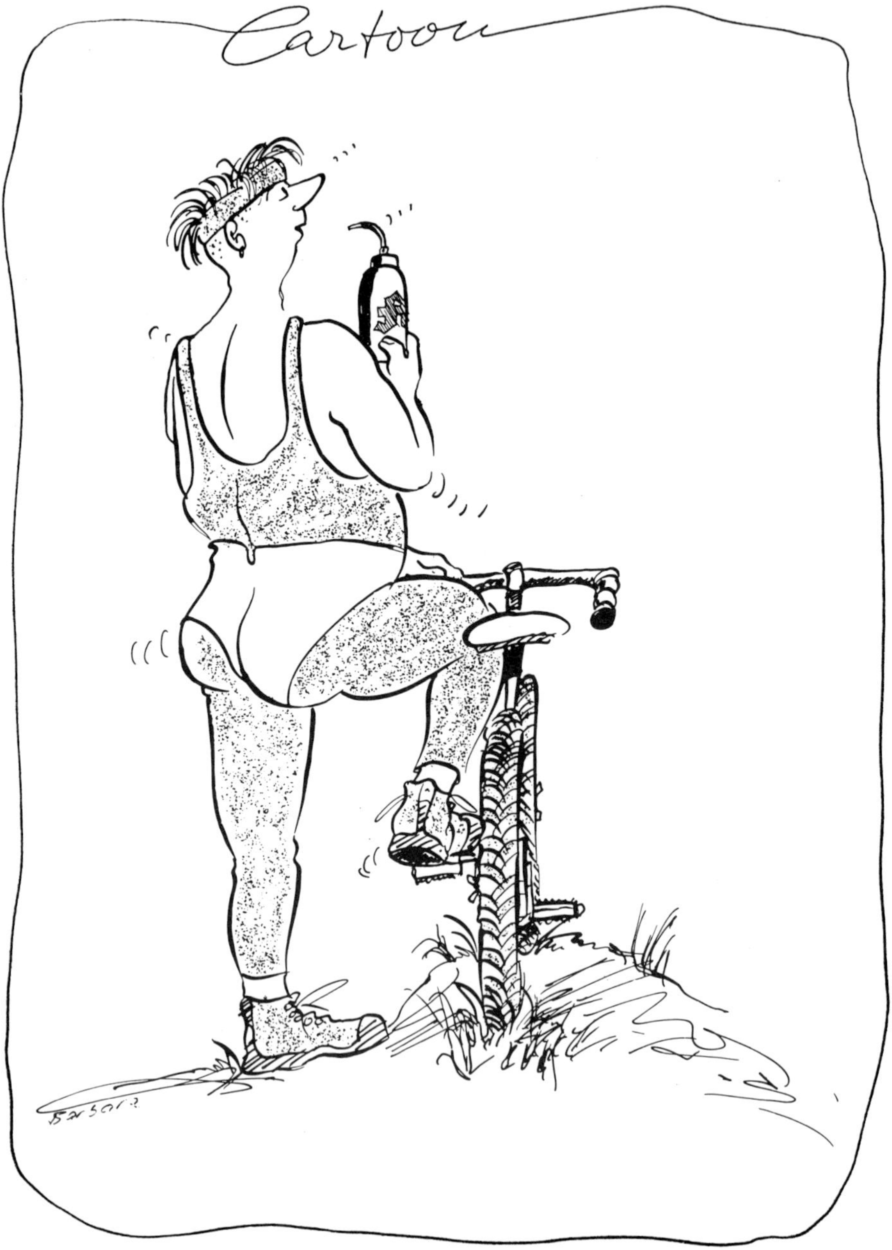

**Selbstmedikation:
Wenn man etwas für die Fitneß tun will —
auch Sportlernahrung nur aus der Apotheke**

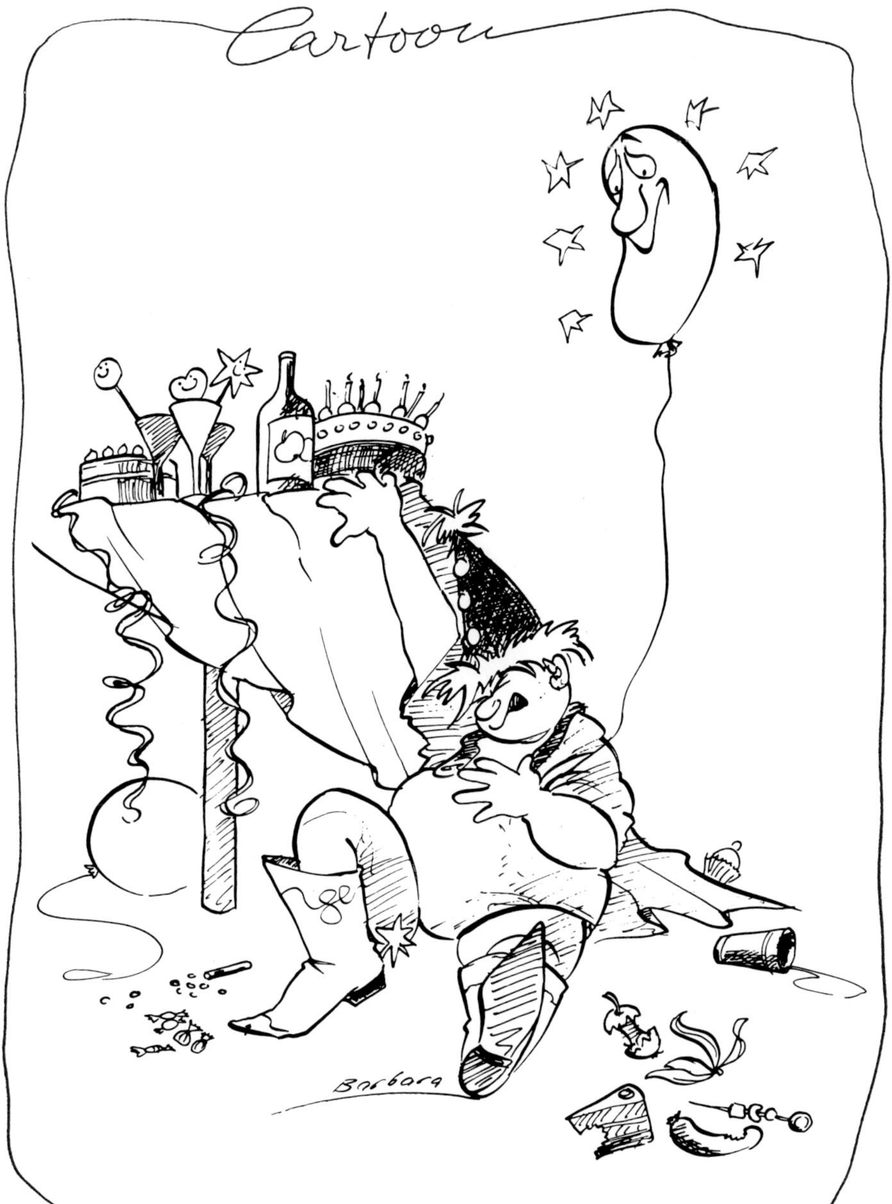

Selbstmedikation — bei Kopfschmerzen

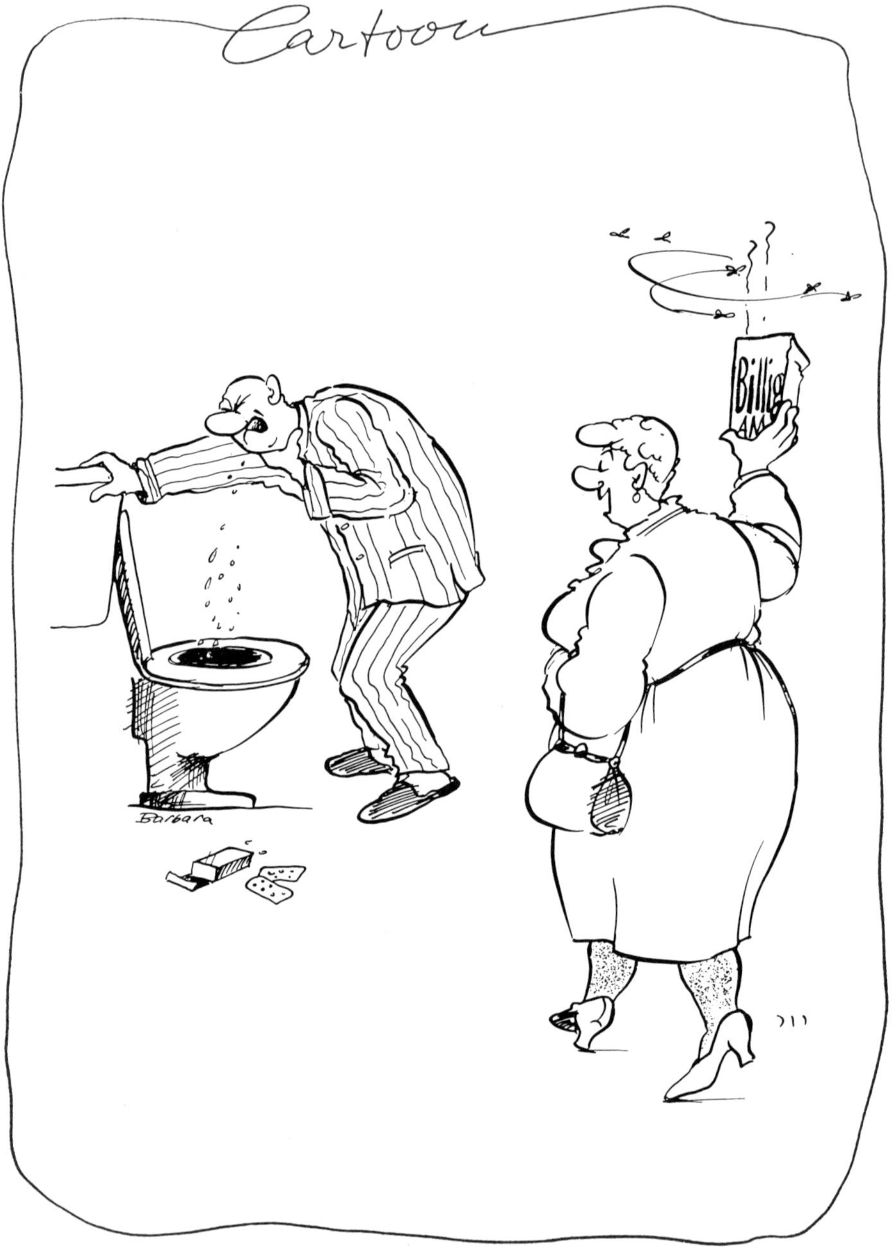

Billigarzneimittel:
„Versuch doch mal, ob dir das hier bekommt!"

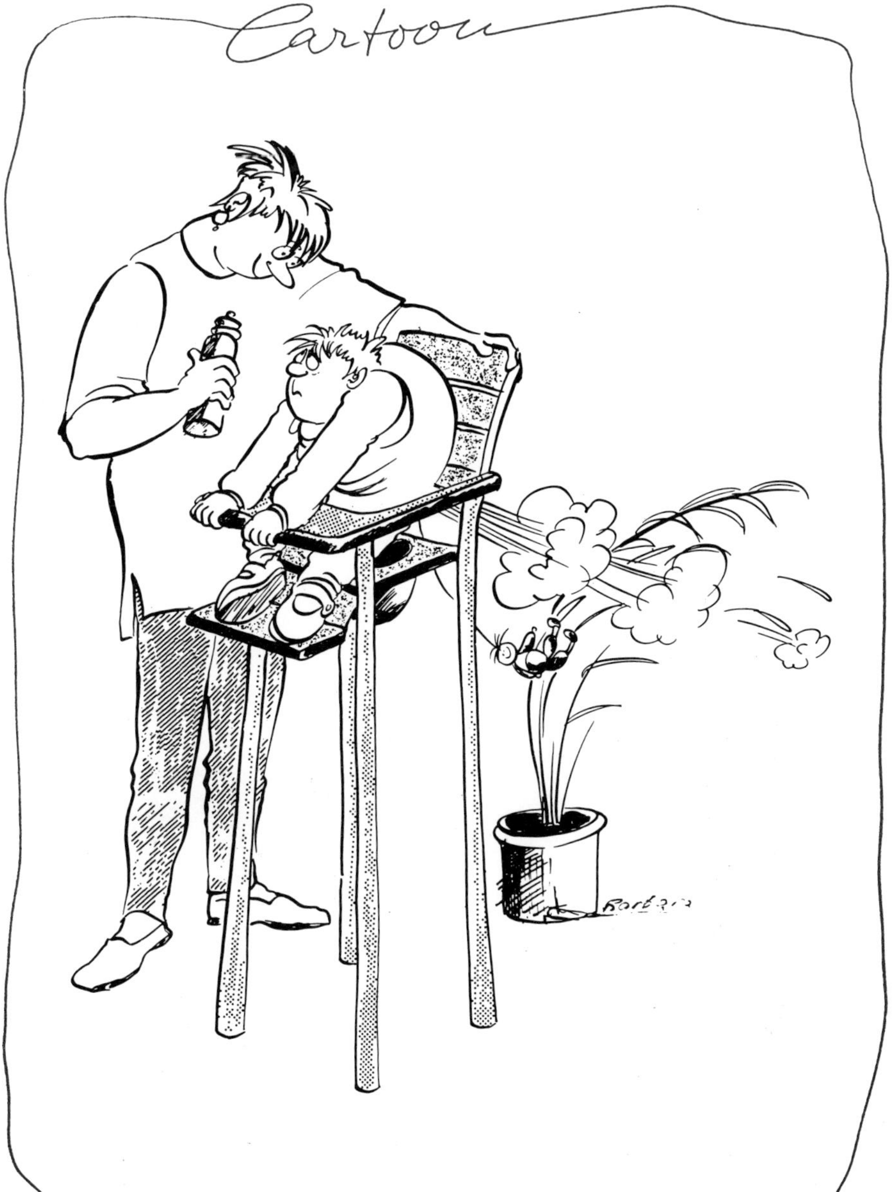

Selbstmedikation — Beschwerden bei Kleinkindern: Wenn die Winde wehen . . .

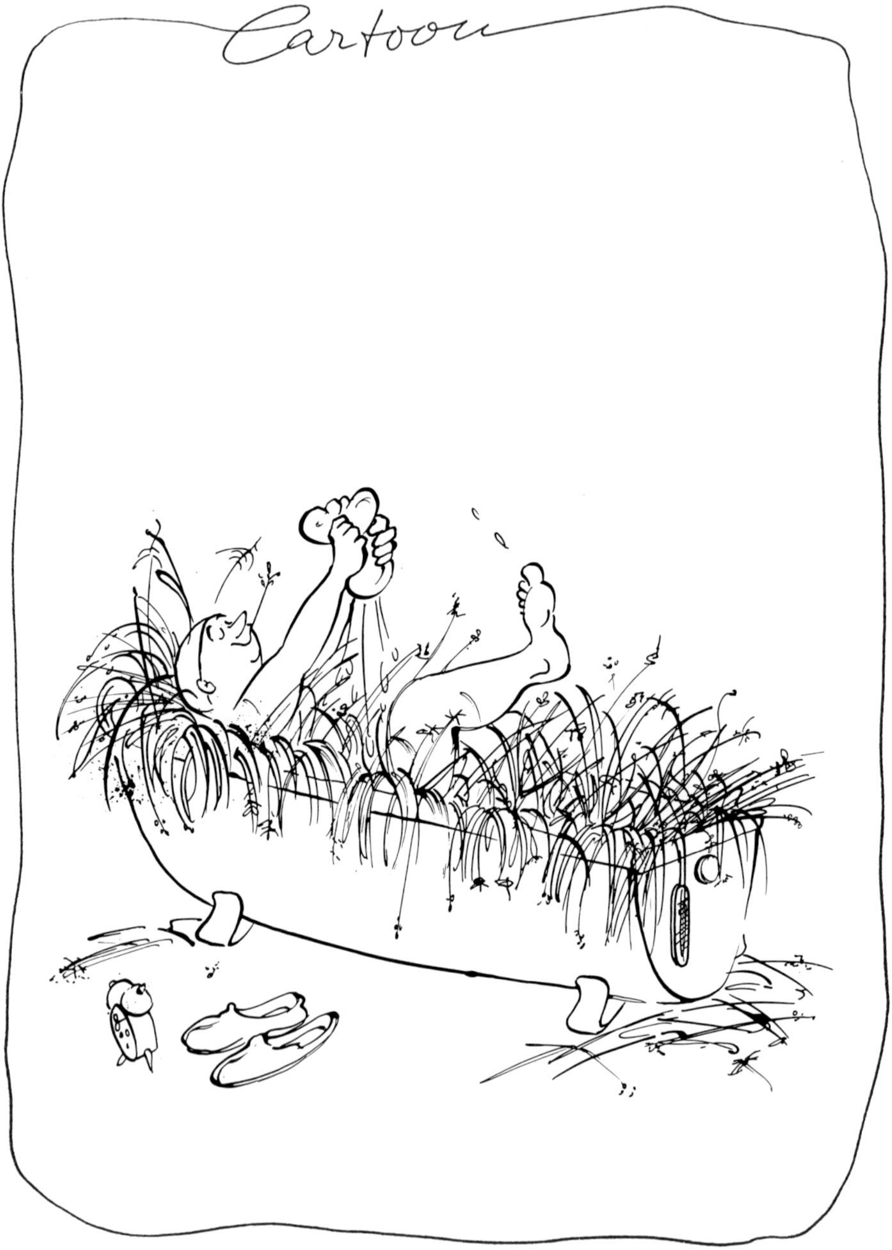

Selbstmedikation mit Kräuterbädern

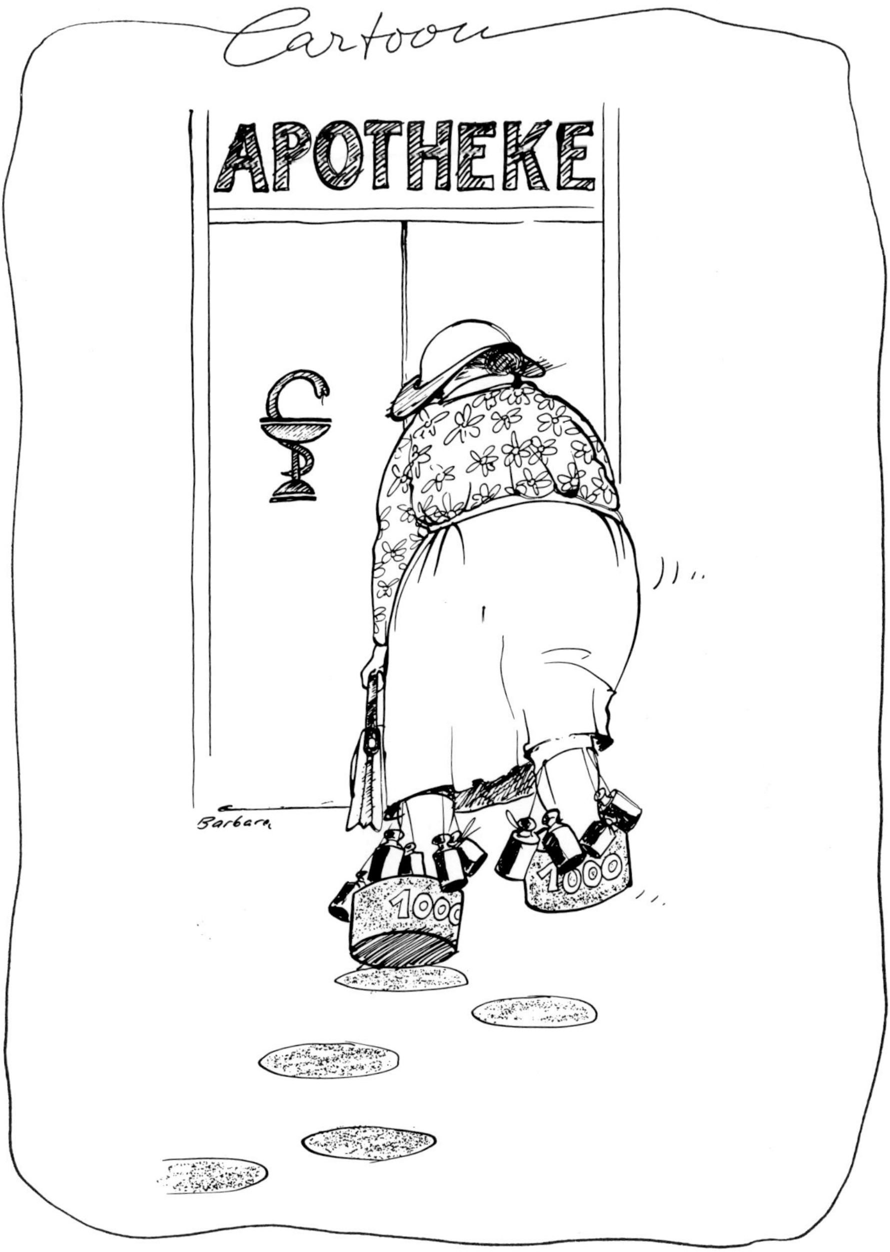

Selbstmedikation bei schweren Beinen

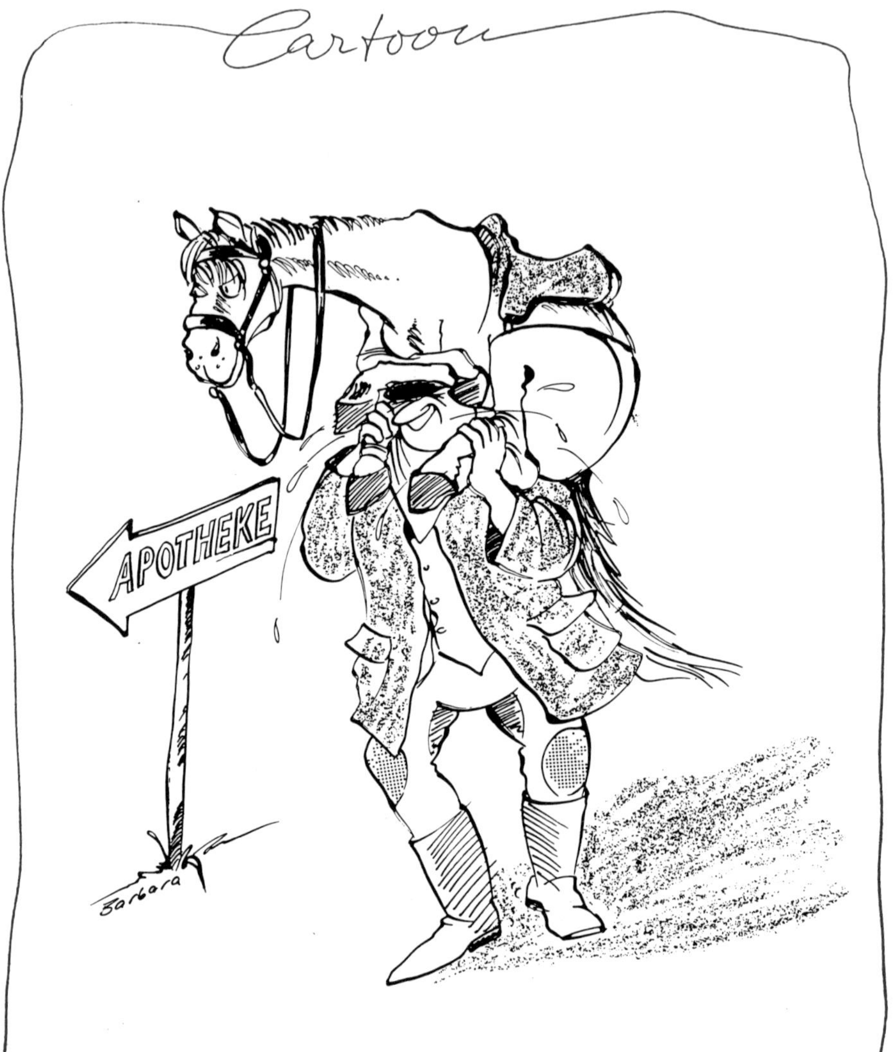

Selbstmedikation — auch für Tierarzneimittel

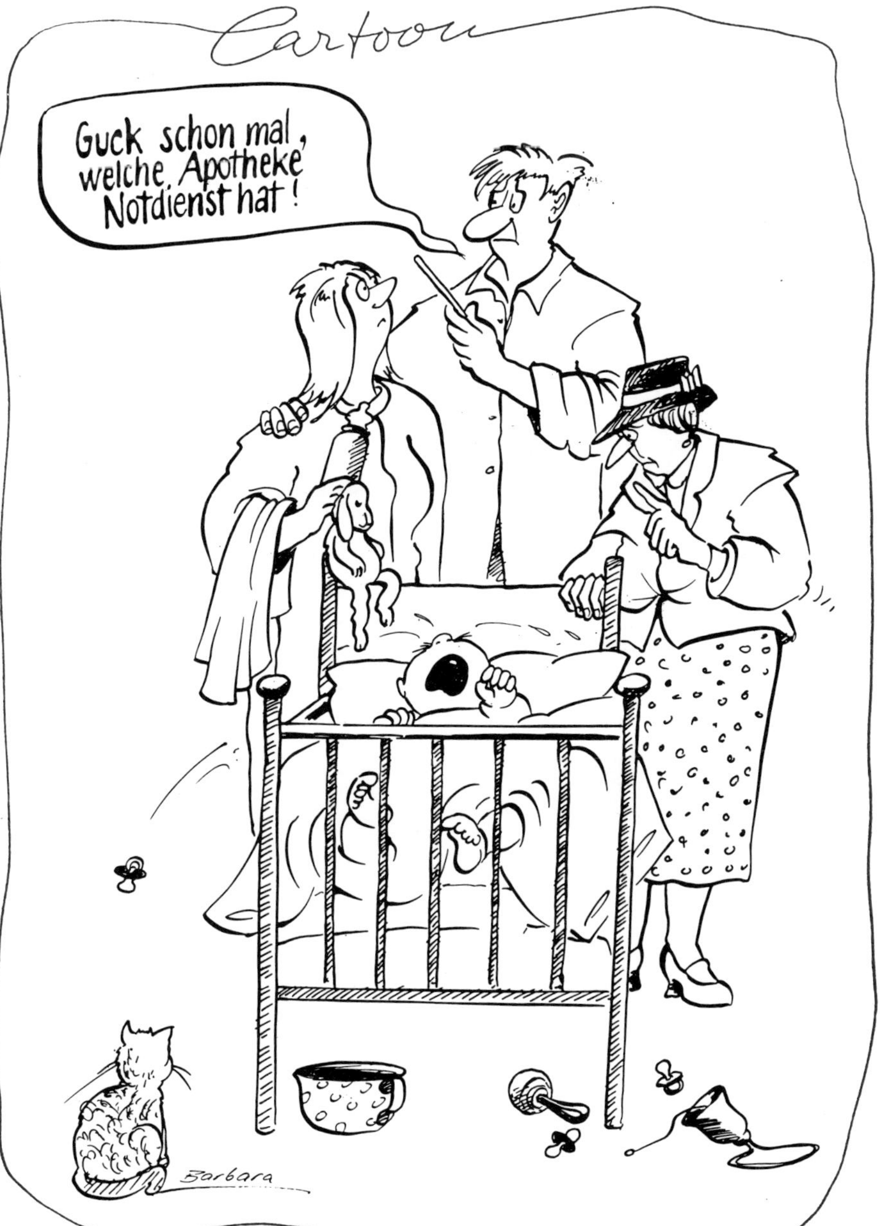

Selbstmedikation bei Kinderkrankheiten

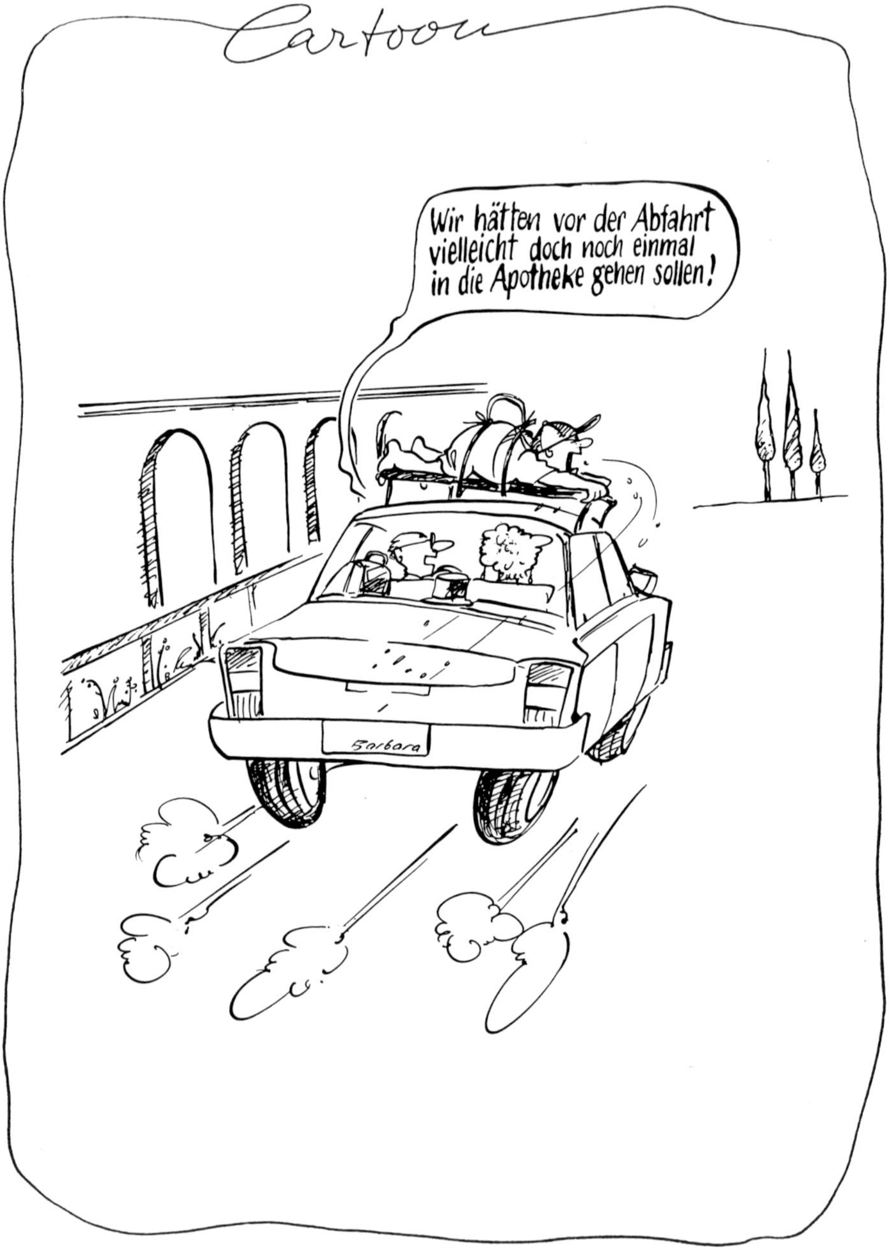
Cartoon
Wir hätten vor der Abfahrt vielleicht doch noch einmal in die Apotheke gehen sollen!
Barbara

Selbstmedikation:
Arzneimittel gegen Reisekrankheiten

Cartoon

✘ Bittere Pillen

oder: Altarzneimittelentsorgung –
kein Problem!

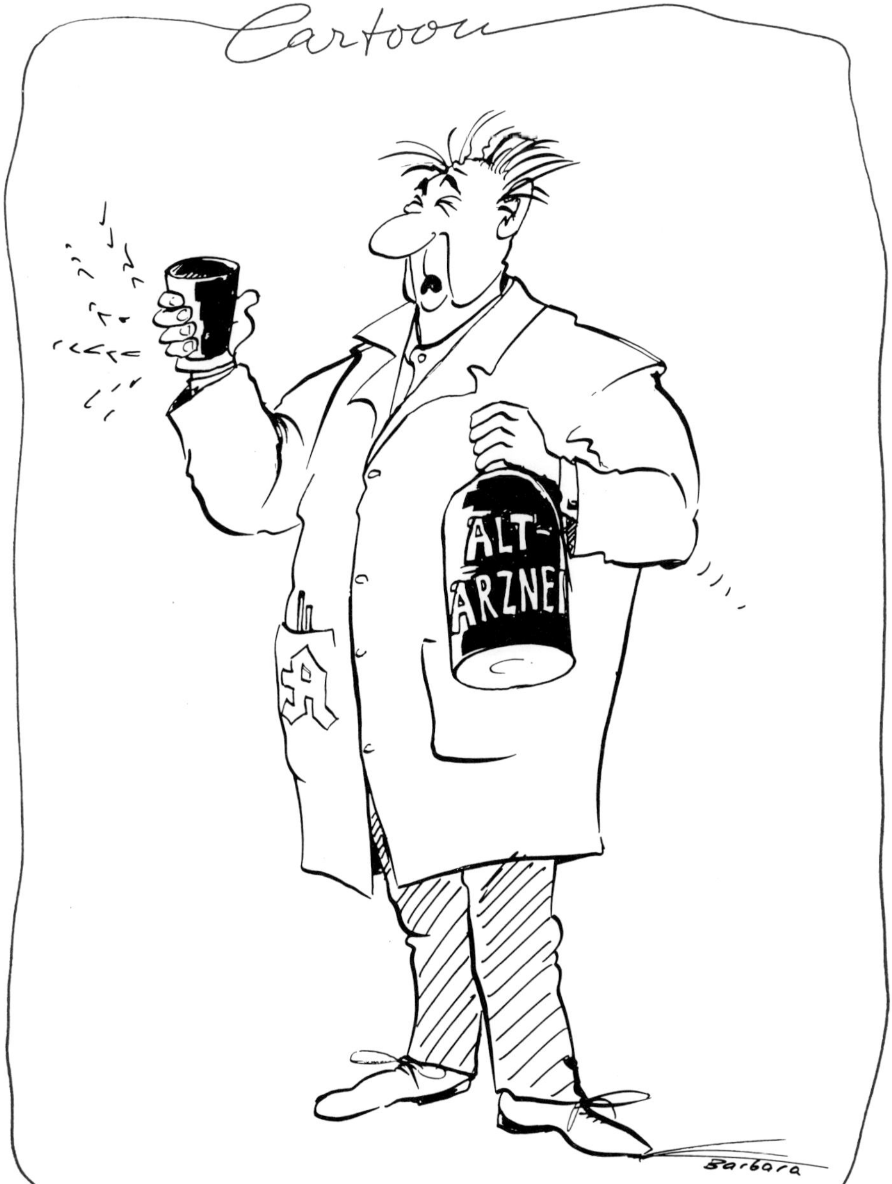

Die Entsorgung von Alt-Arzneimitteln schmeckt uns Apothekern gar nicht

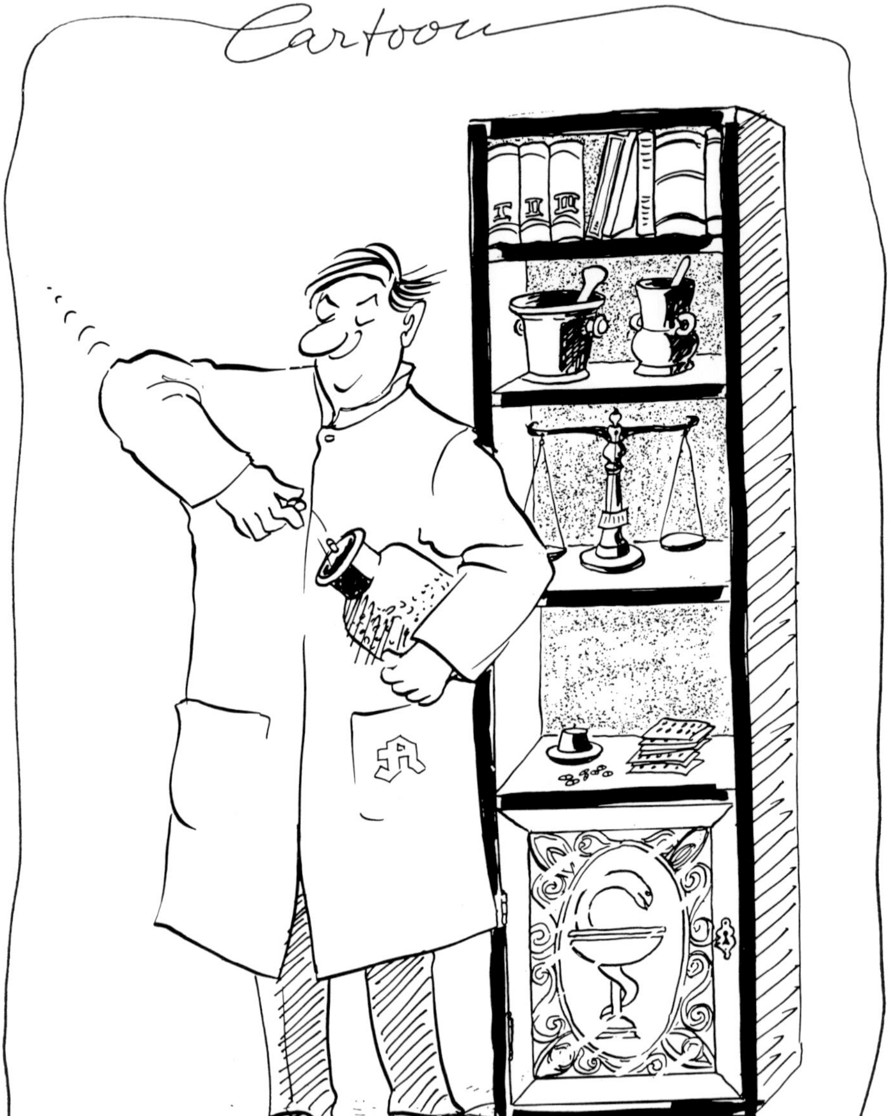

Alt-Arzneimittel-Entsorgung: Statt Mülltonne — Kapseln zur Dekoration in Standgefäßen

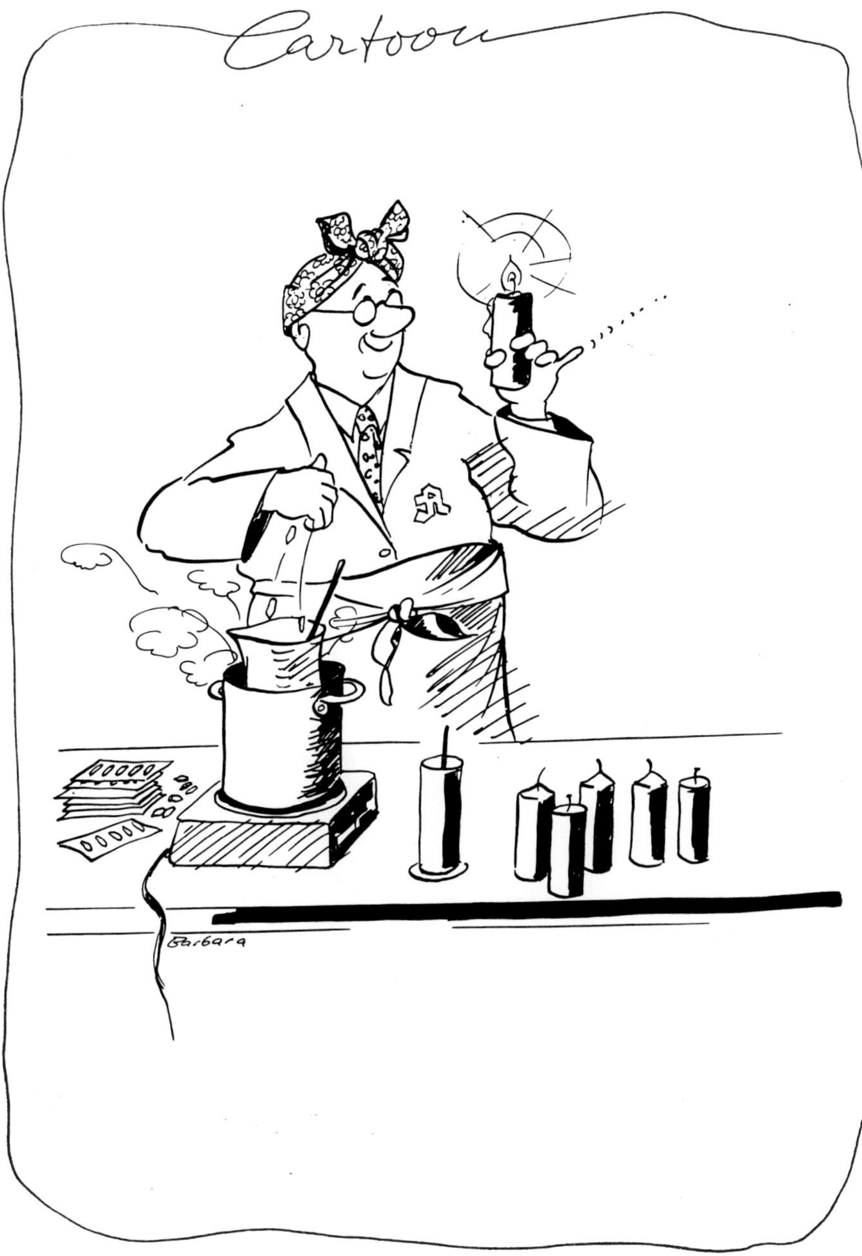

Statt Mülltonne
Zäpfchenumschmelzen für die Kerzenherstellung

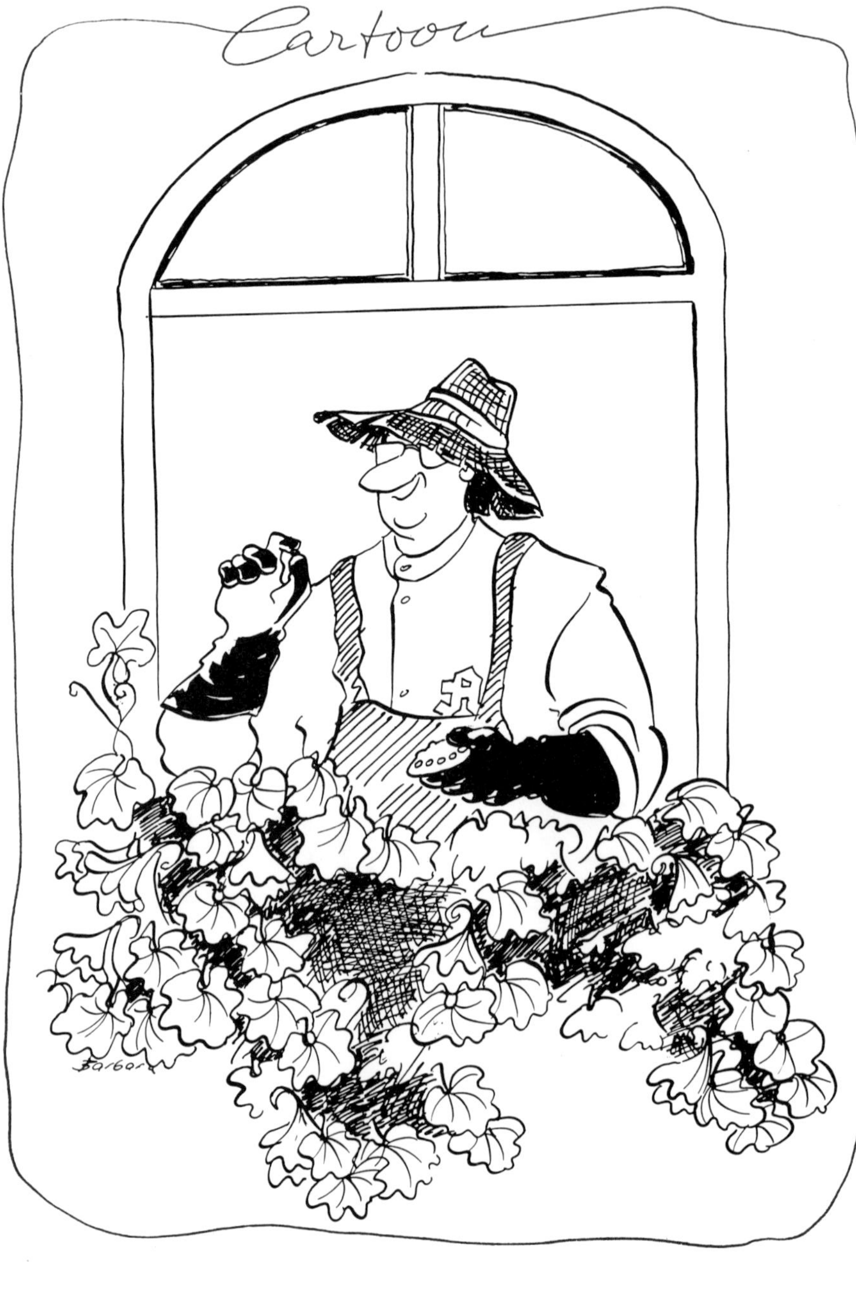

Der Apotheker als Fachmann für die sachgerechte Alt-Arzneimittelentsorgung: die Pille als Blumendünger

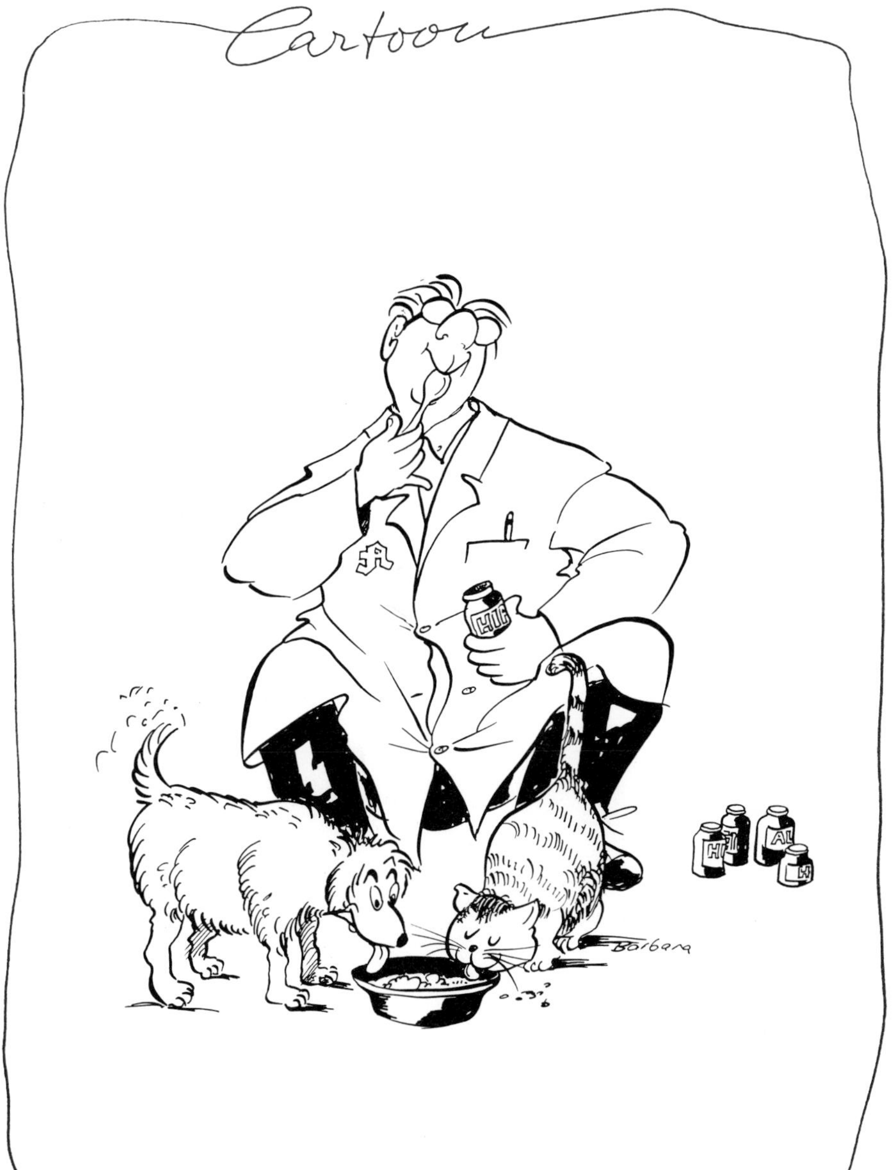

Statt Mülltonne:
verfallene Baby- und Heilnahrung als vorzügliches Hunde- und Katzenfutter

Cartoon

✘ Haben Sie Pröbchen?

– was Kunden so alles verlangen

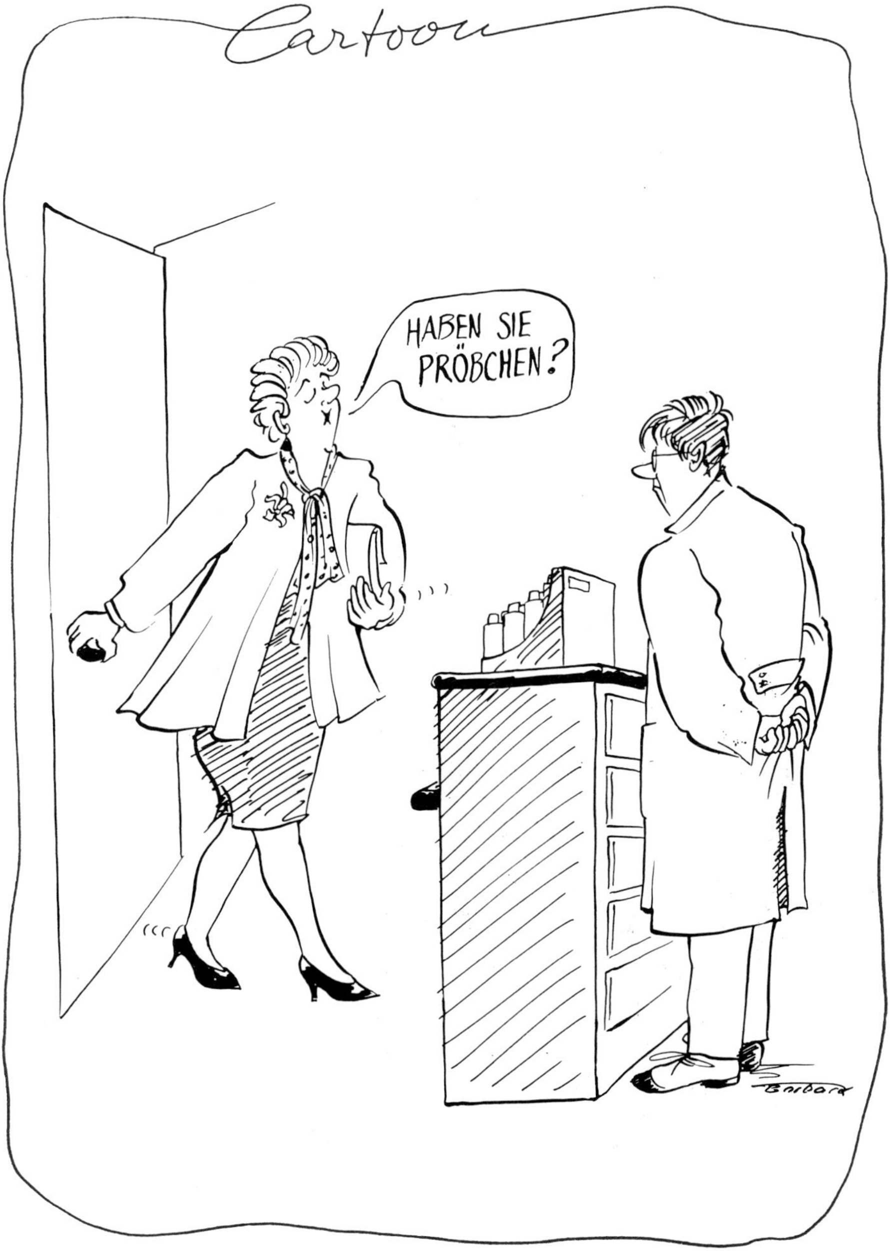

Ohne Worte

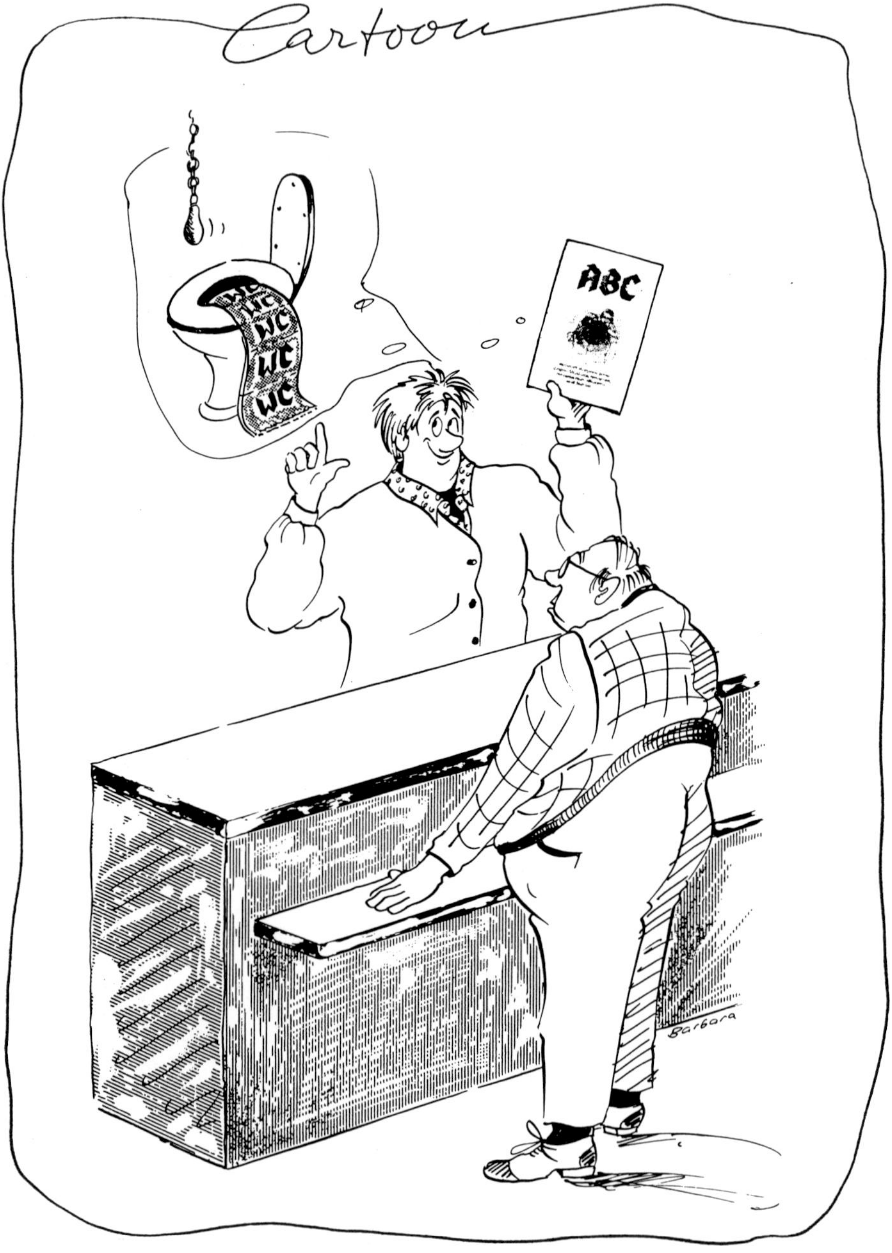

„. . . und noch ein WC-Pflaster, das große bitte“ — gemeint war natürlich ein „ABC-Pflaster“

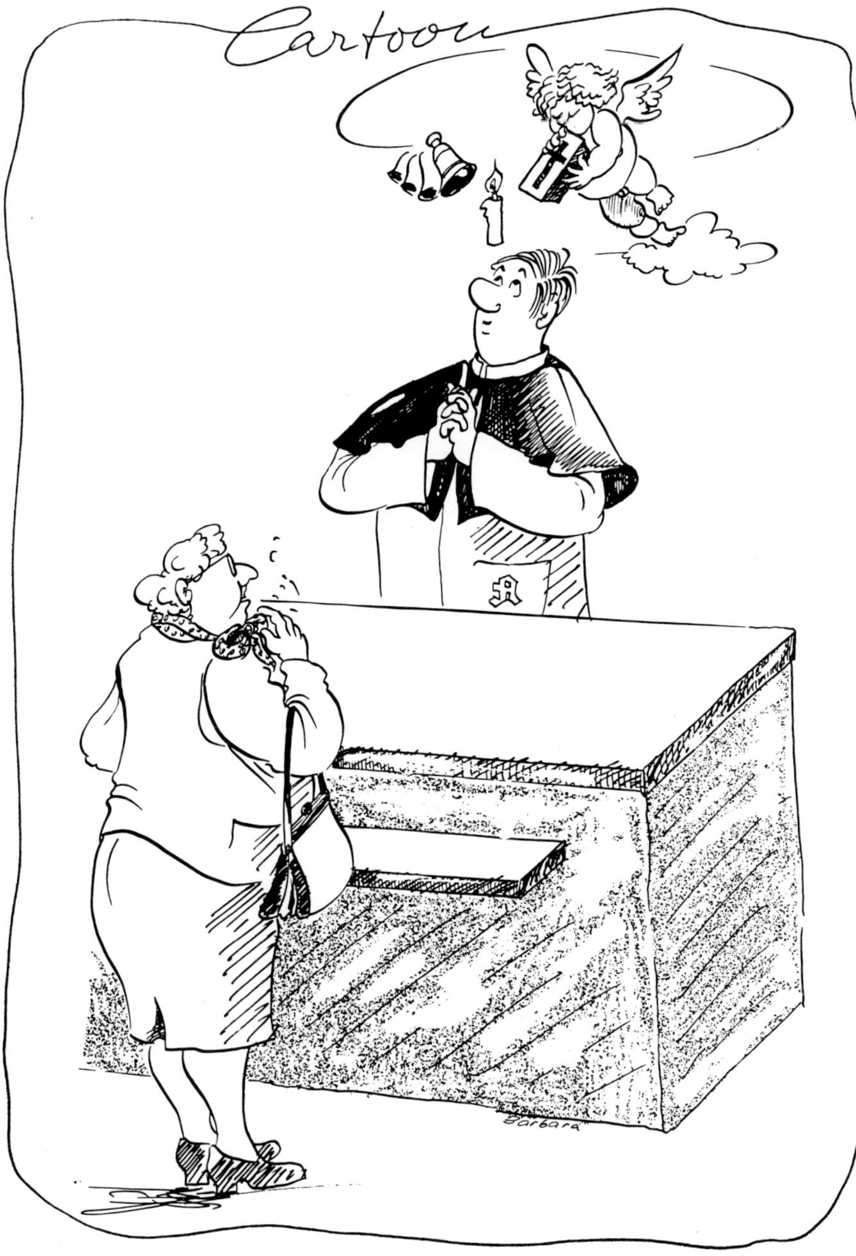

„Bitte Geriatrie christlich!" —
gemeint war natürlich „Vitagerin geistlich . . ."

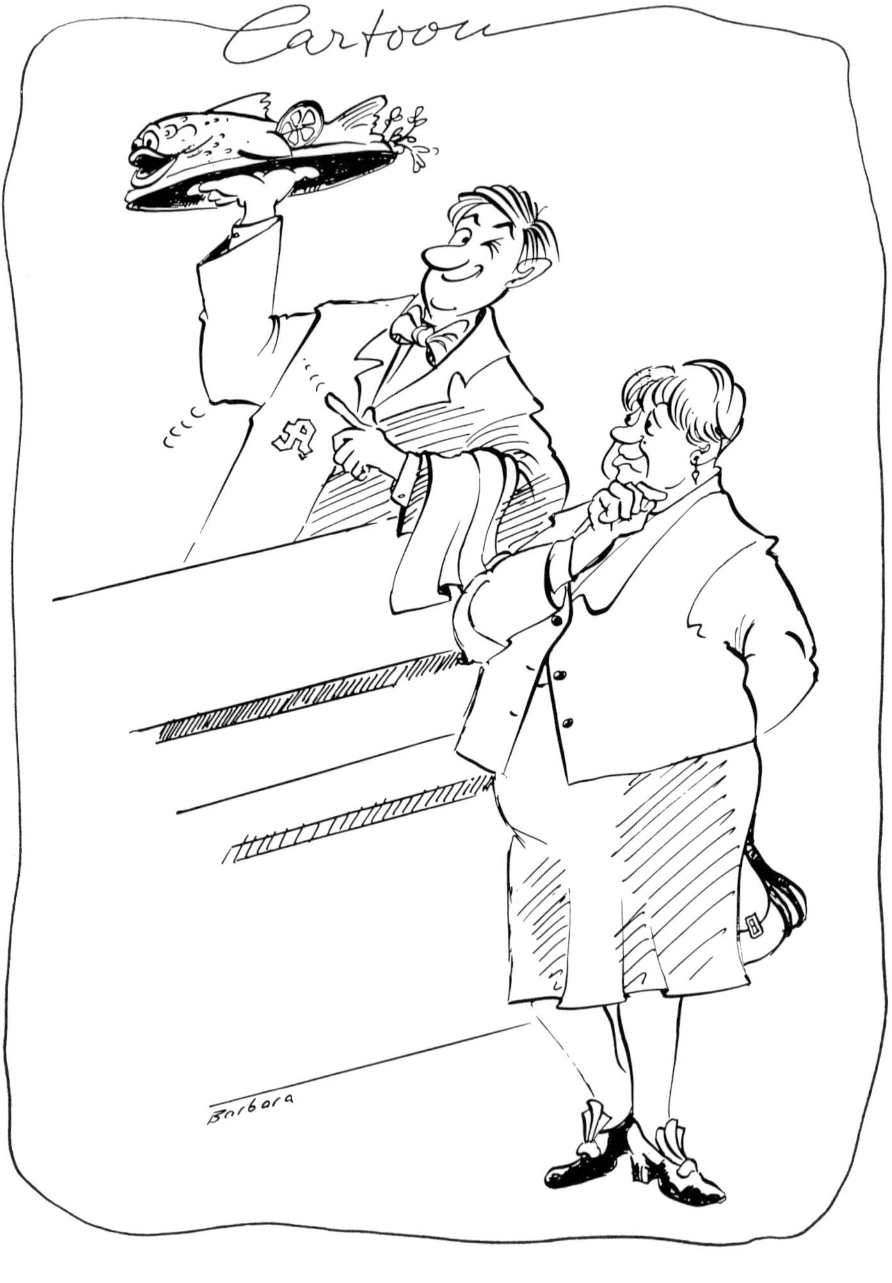

„Einmal Kräuterseelachs bitte" — gemeint war natürlich Kräuterlax

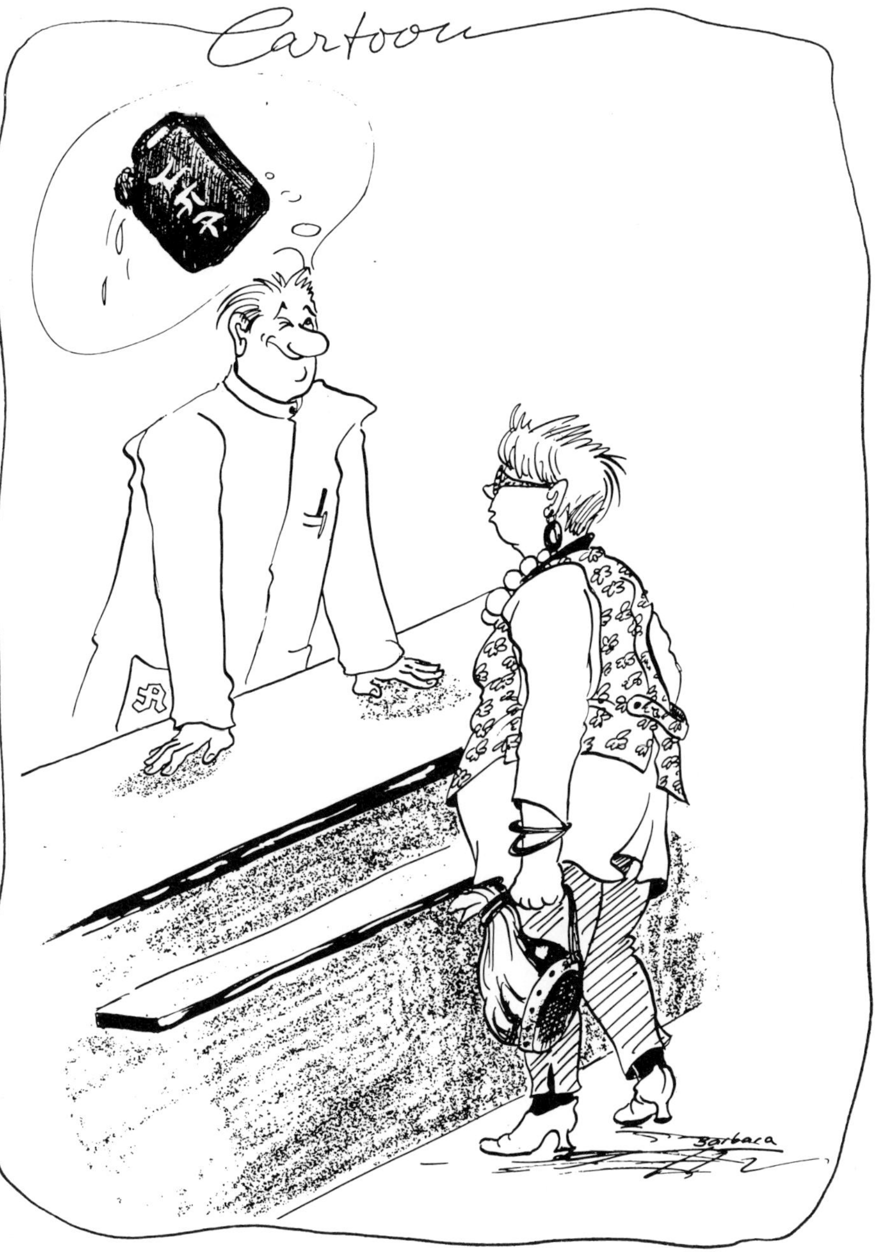

„Bitte japanisches Heizöl" —
gemeint war natürlich japanisches Heilpflanzenöl

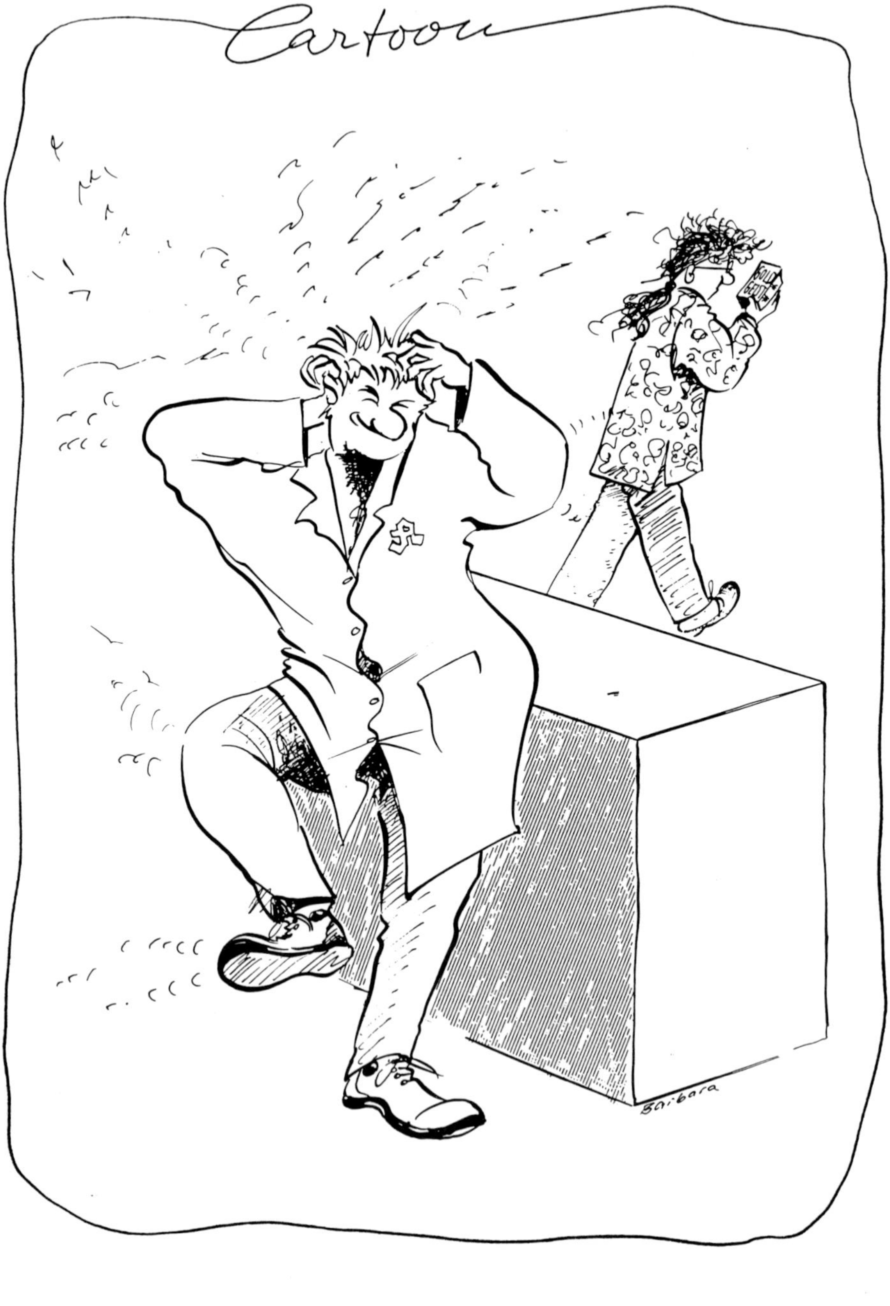

„Einmal Goldgeist forte, bitte“

Cartoon

✘ Ihre Waage geht falsch!

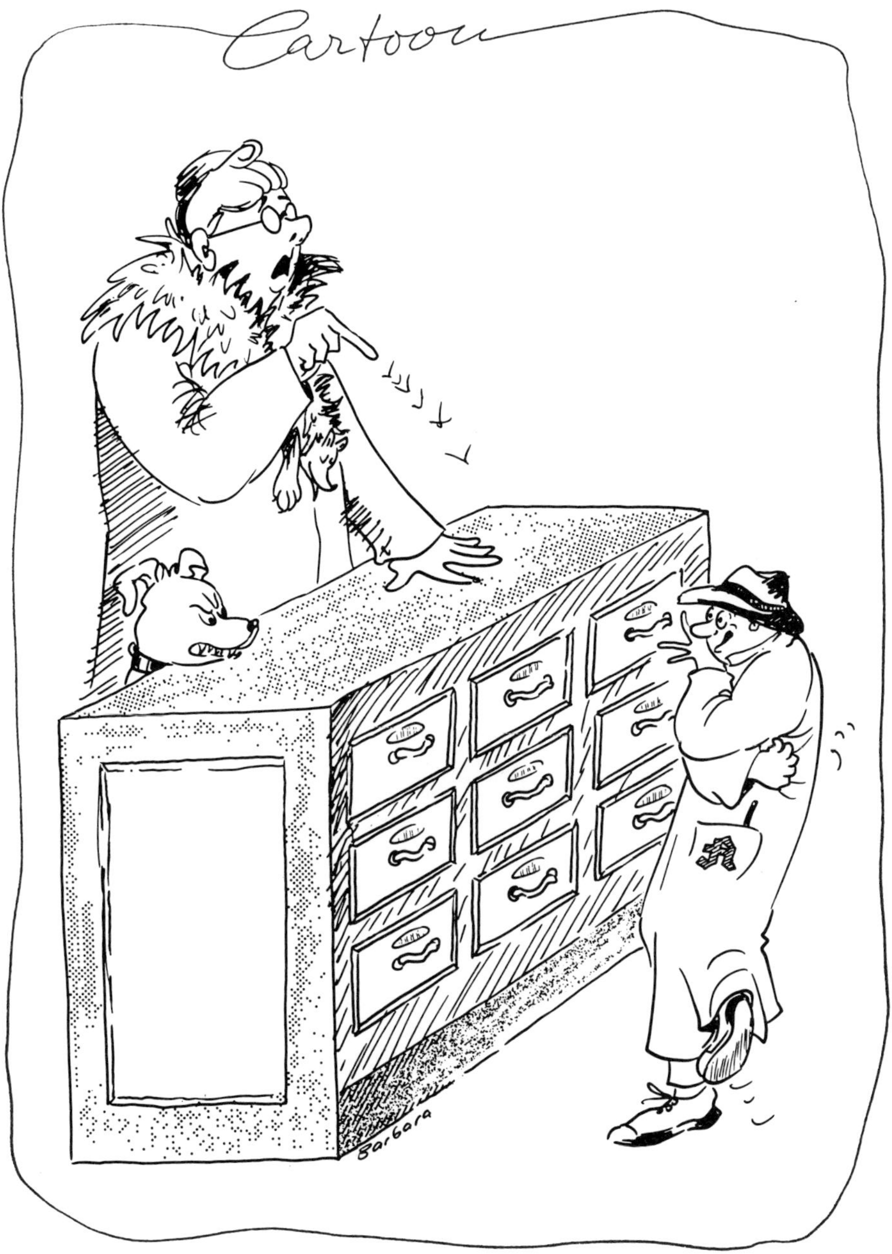

Bei manchem Kunden wird man „so klein mit Hut"

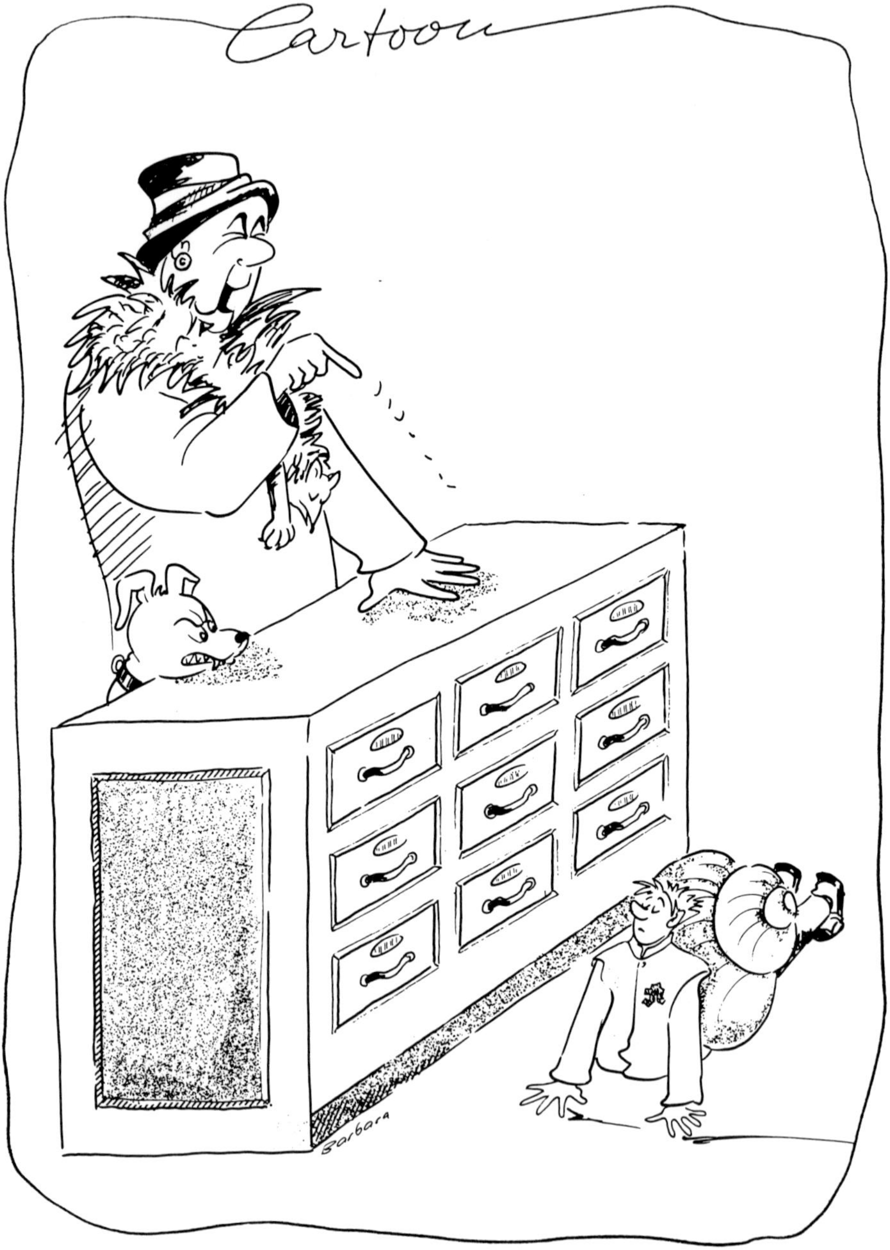

Lassen Sie sich nicht zur Schnecke machen!

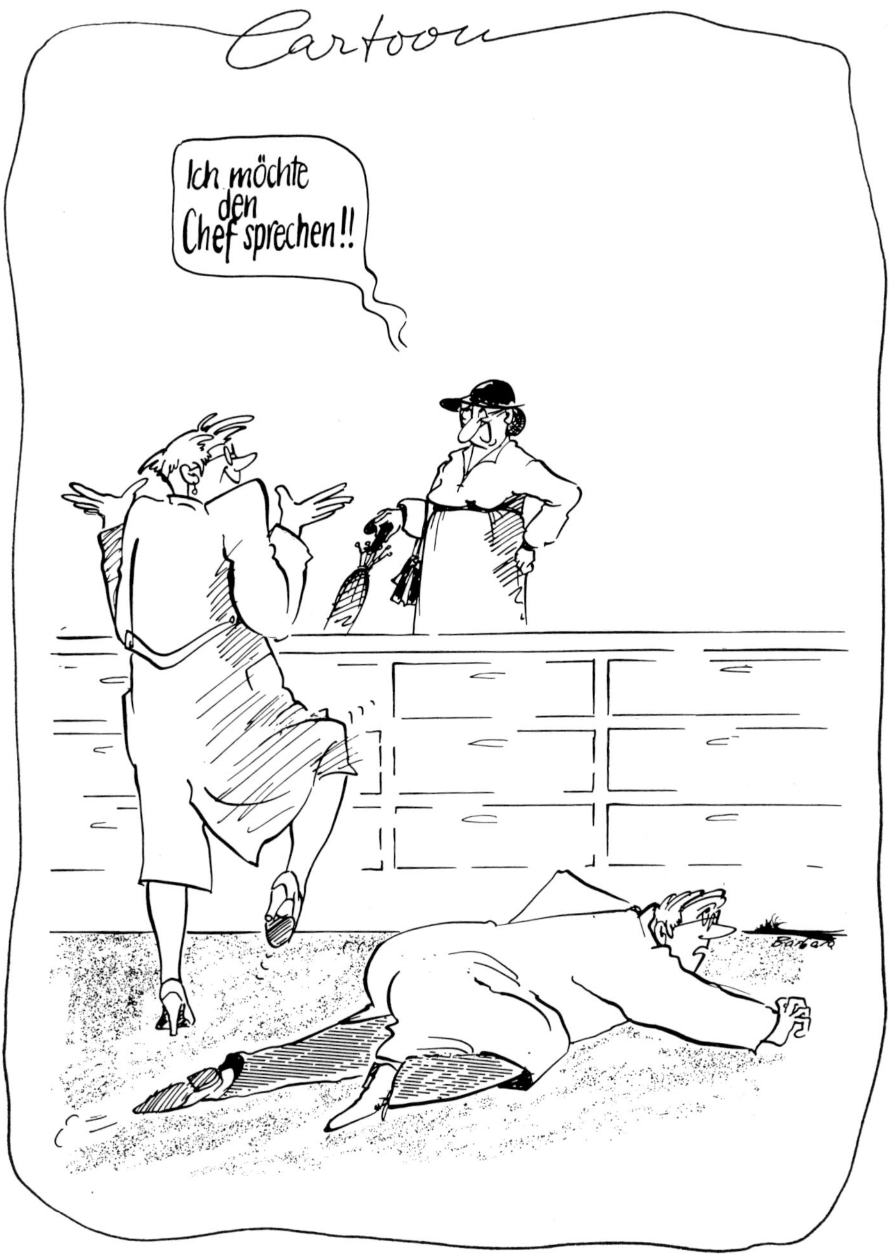

Haben Sie auch Kunden, vor denen Sie sich am liebsten verkriechen möchten?

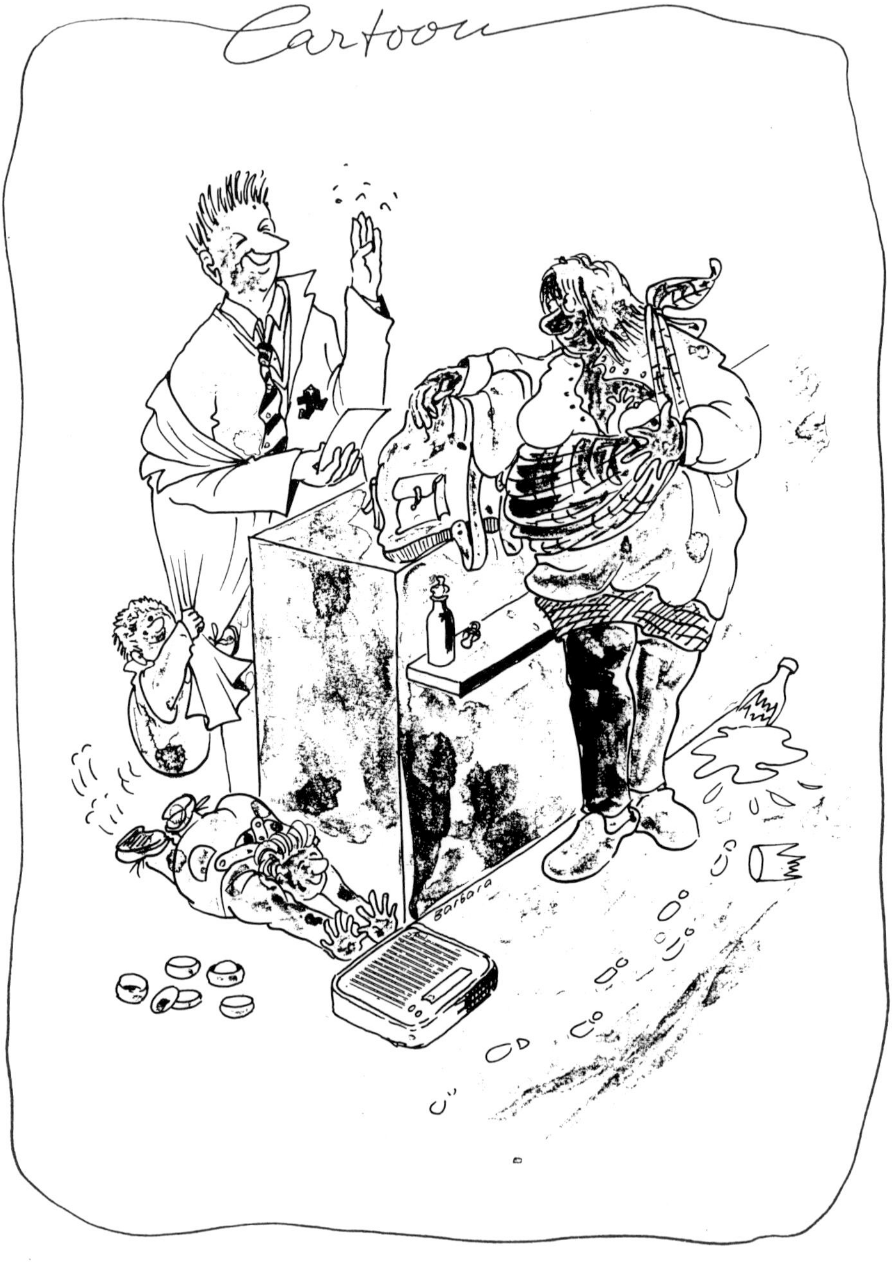

Der Kunde ist König — oder: „Wirklich nicht der Rede wert, ich habe selbst Kinder!"

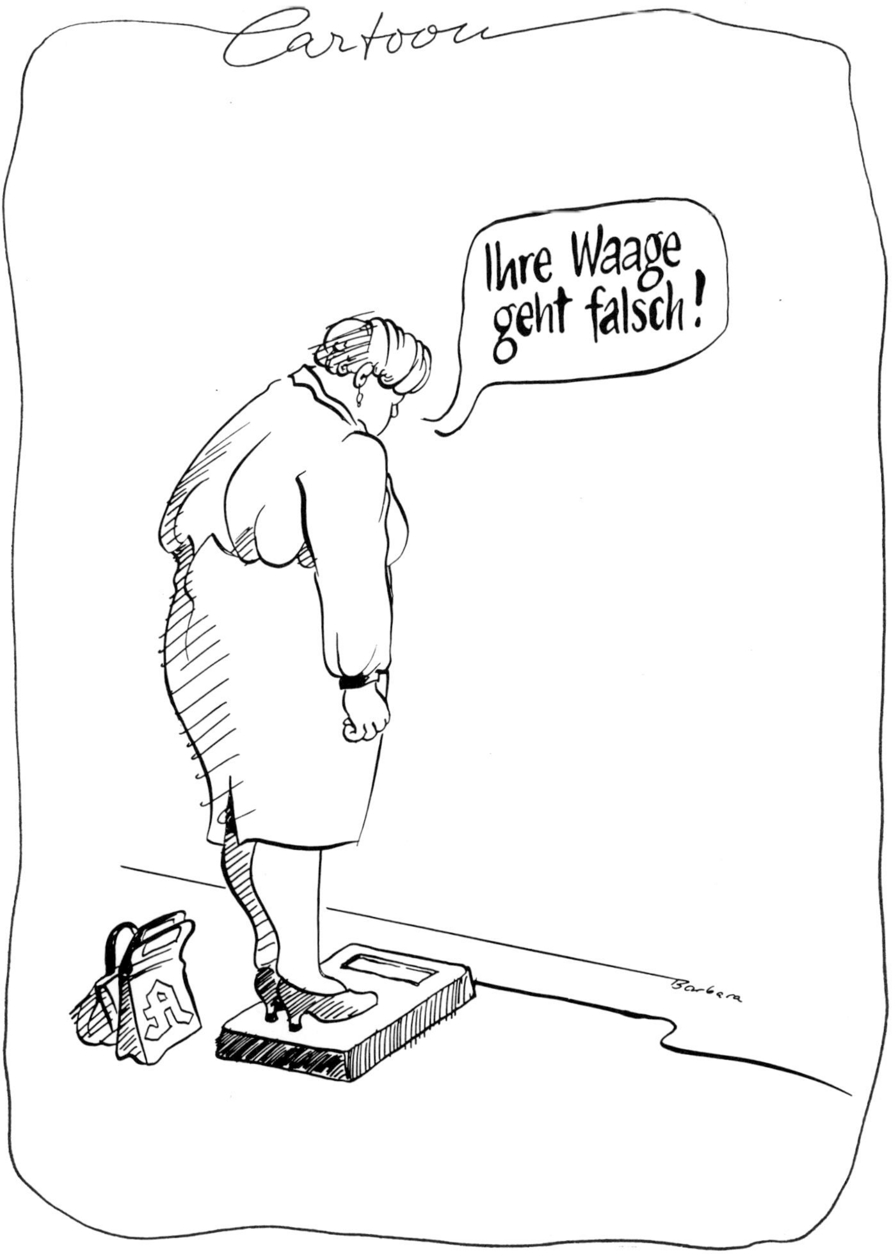

Ohne Kommentar

Cartoon

✘ Hilfe, die Paragraphenflut

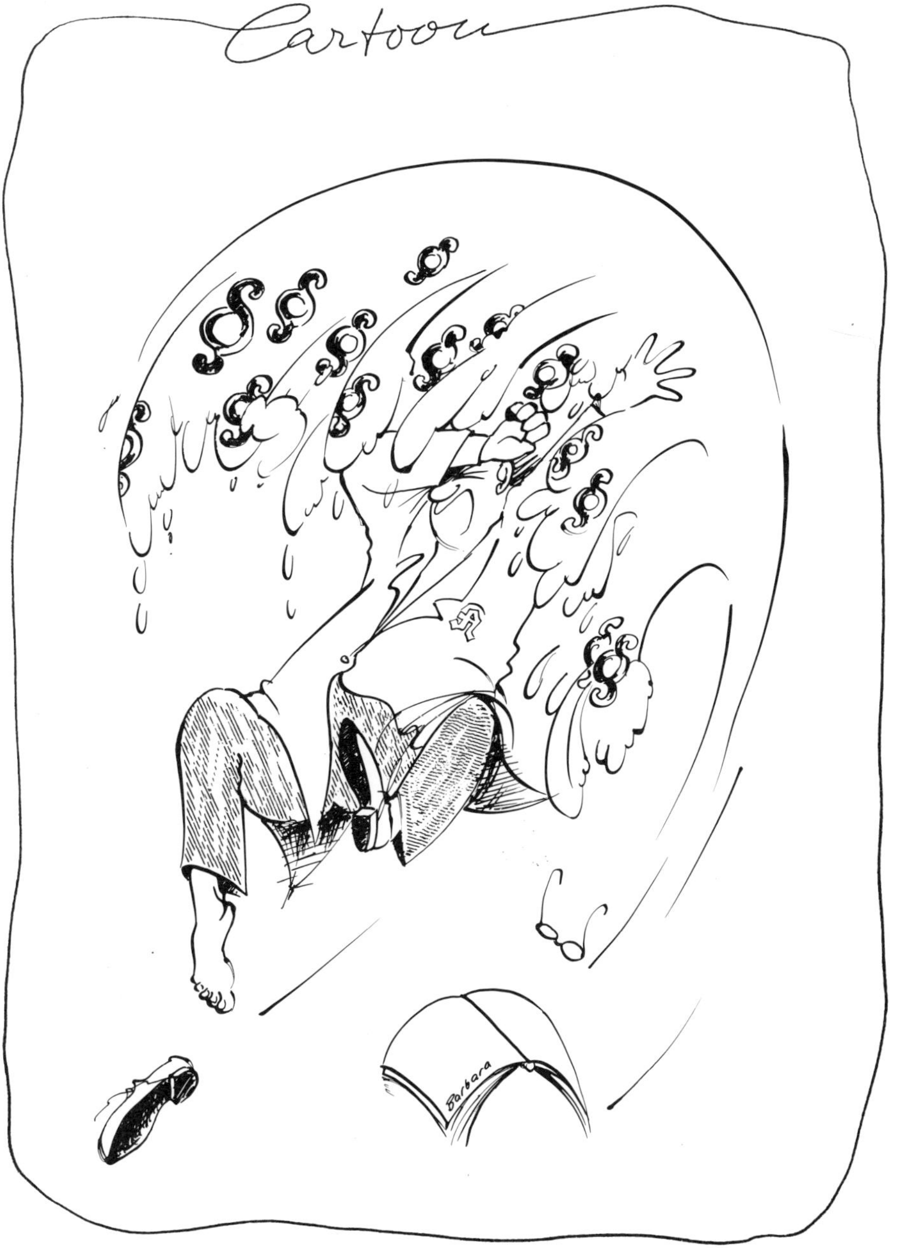
Cartoon
Barbara

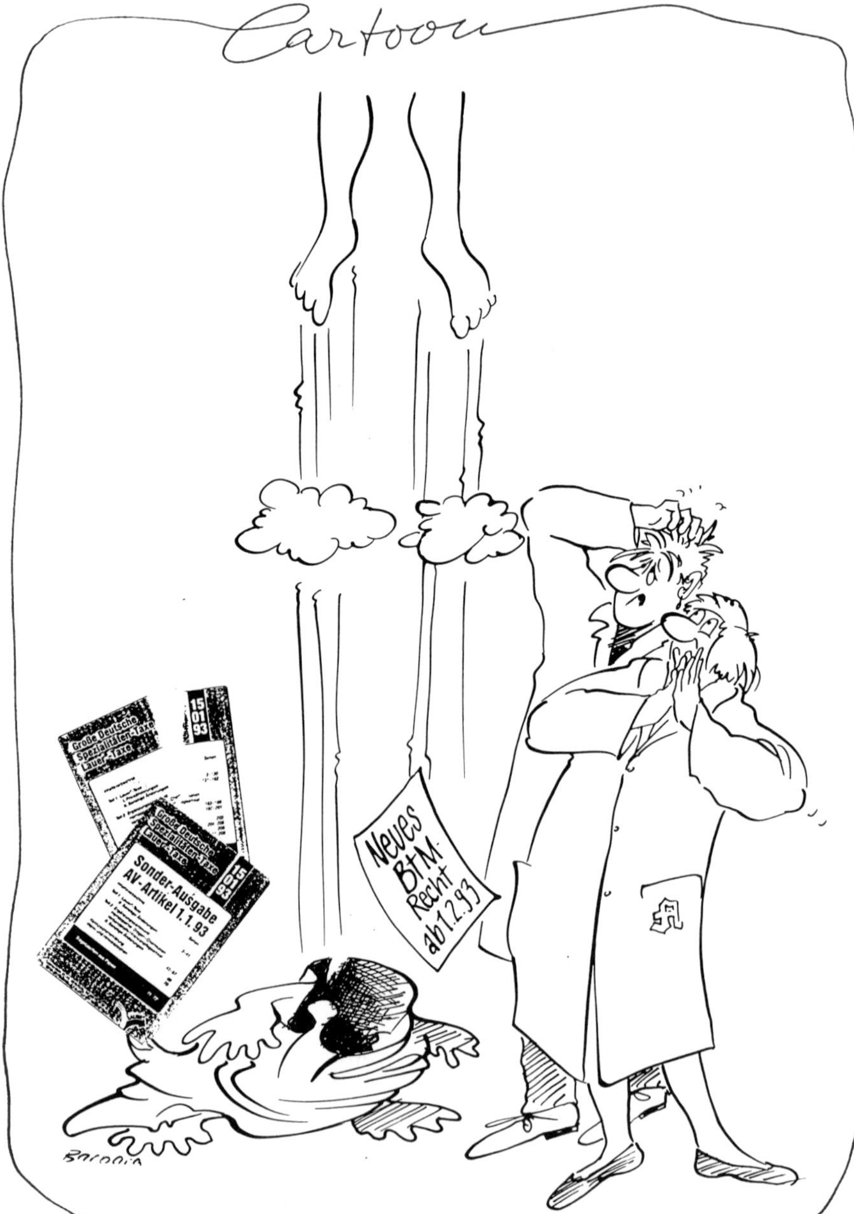

Neues BtM-Recht ab 1. Februar 1993 — auch das noch!

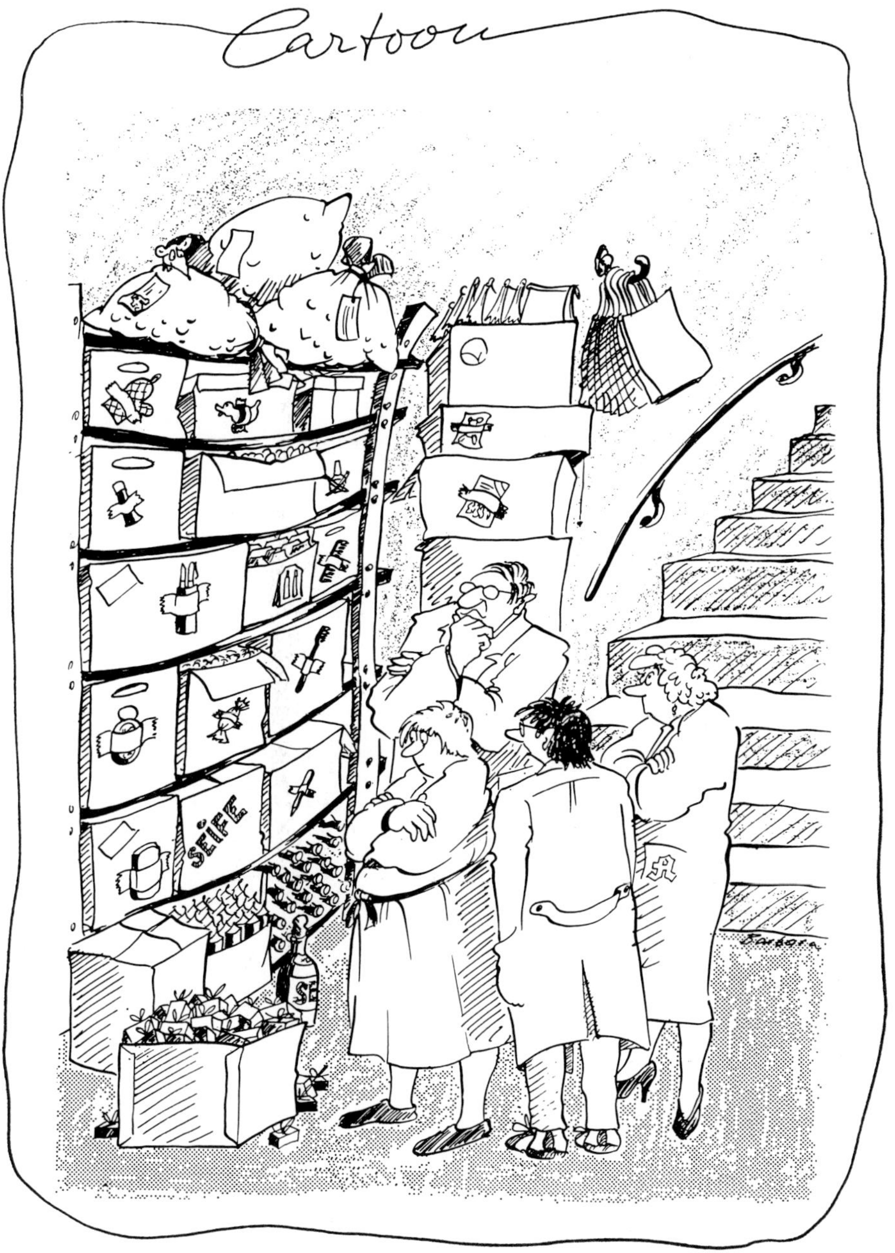

Zugabenverbot — was nun?

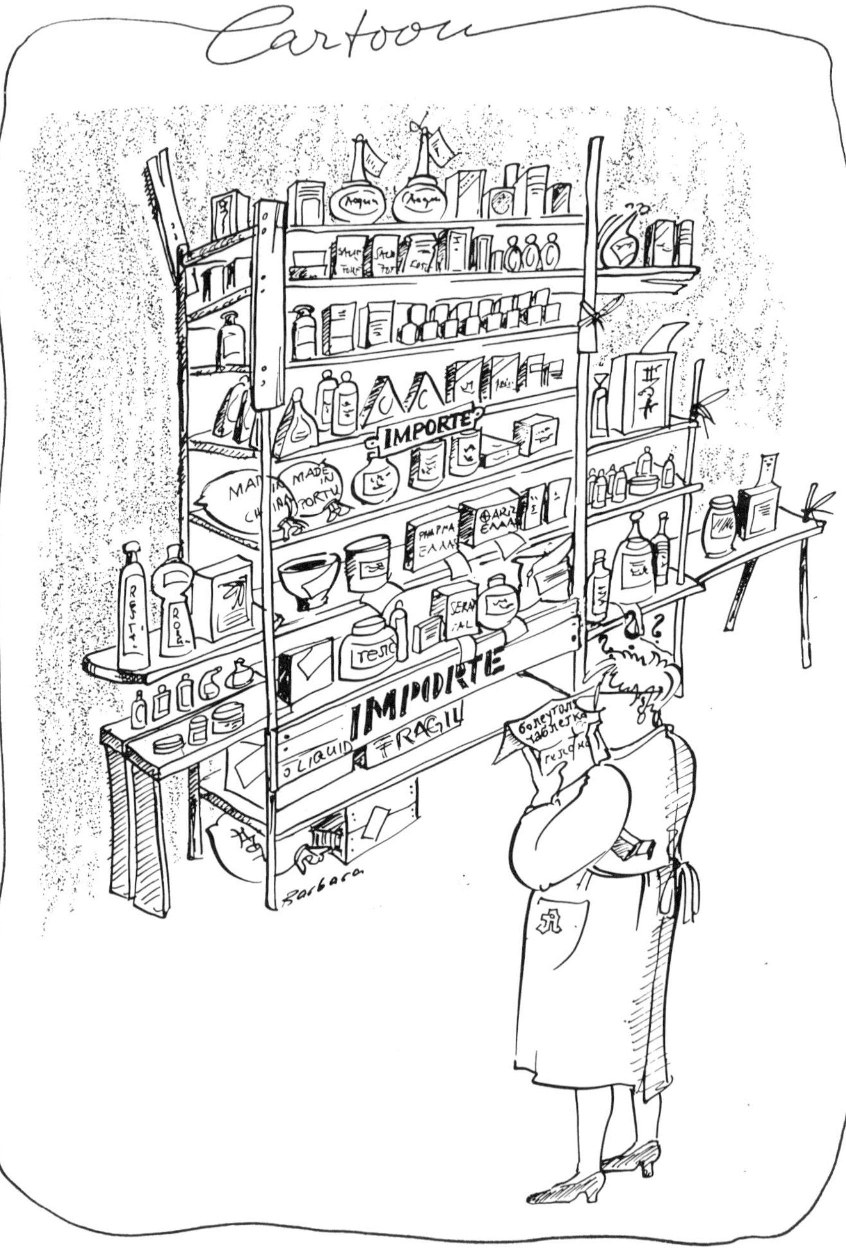

Haben Sie auch schon Ihre Importarzneimittel-Abteilung eingerichtet?

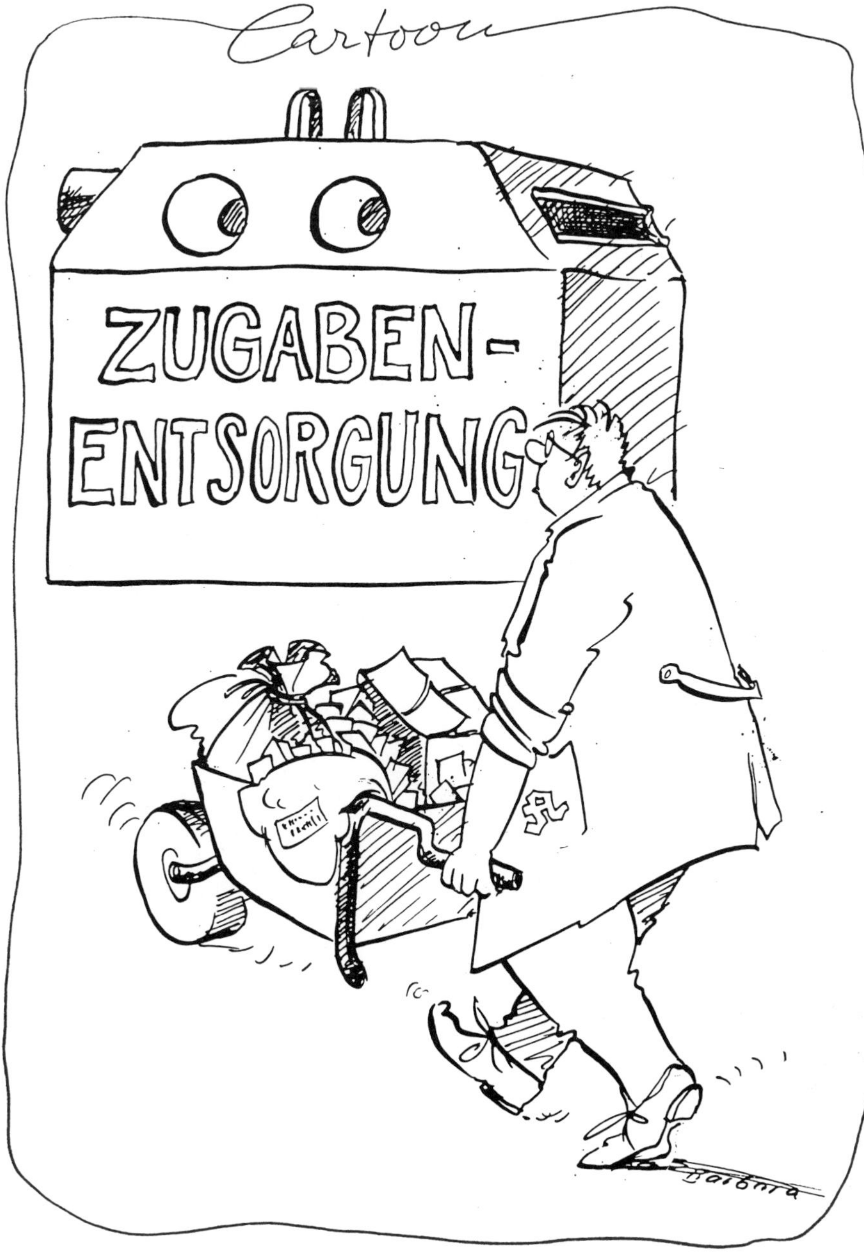

Zugabenentsorgung

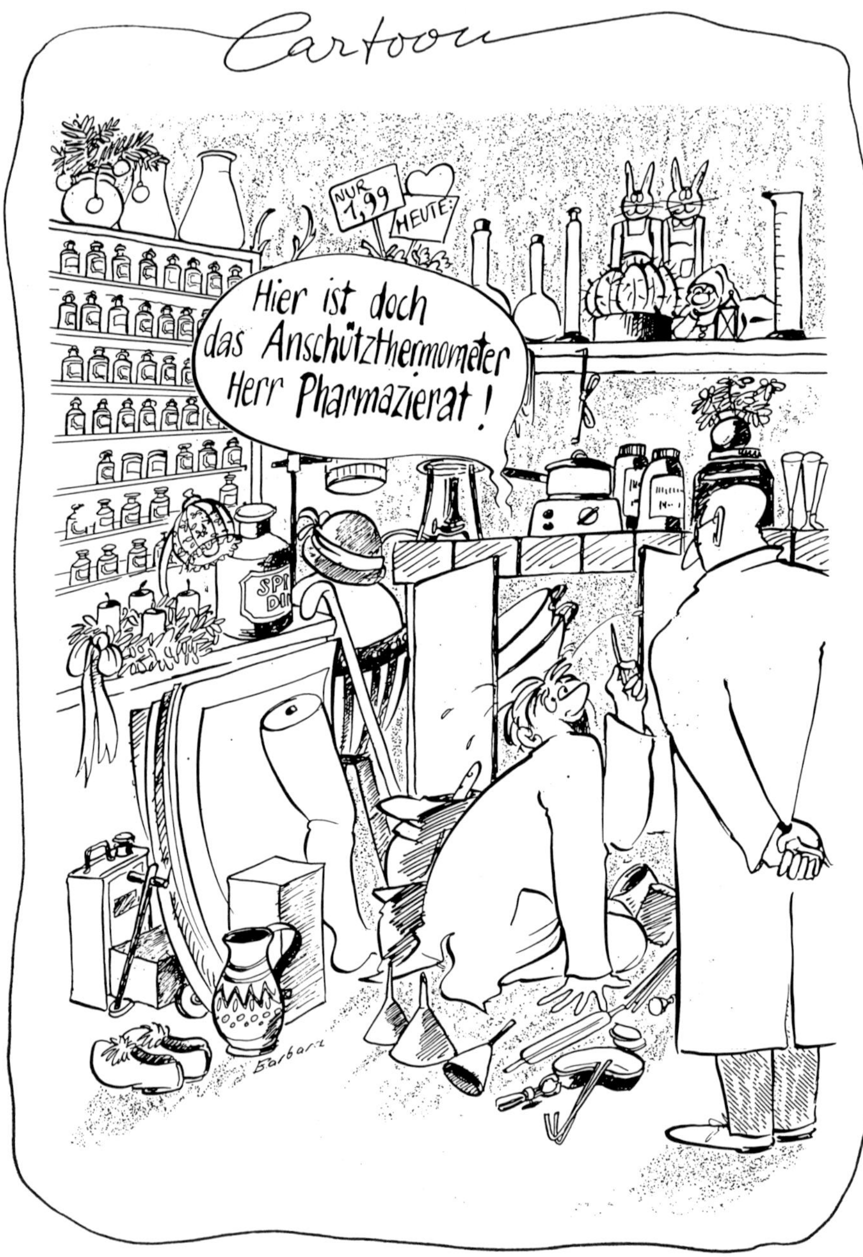

Hier ist doch das Anschütz-Thermometer, Herr Pharmazierat!

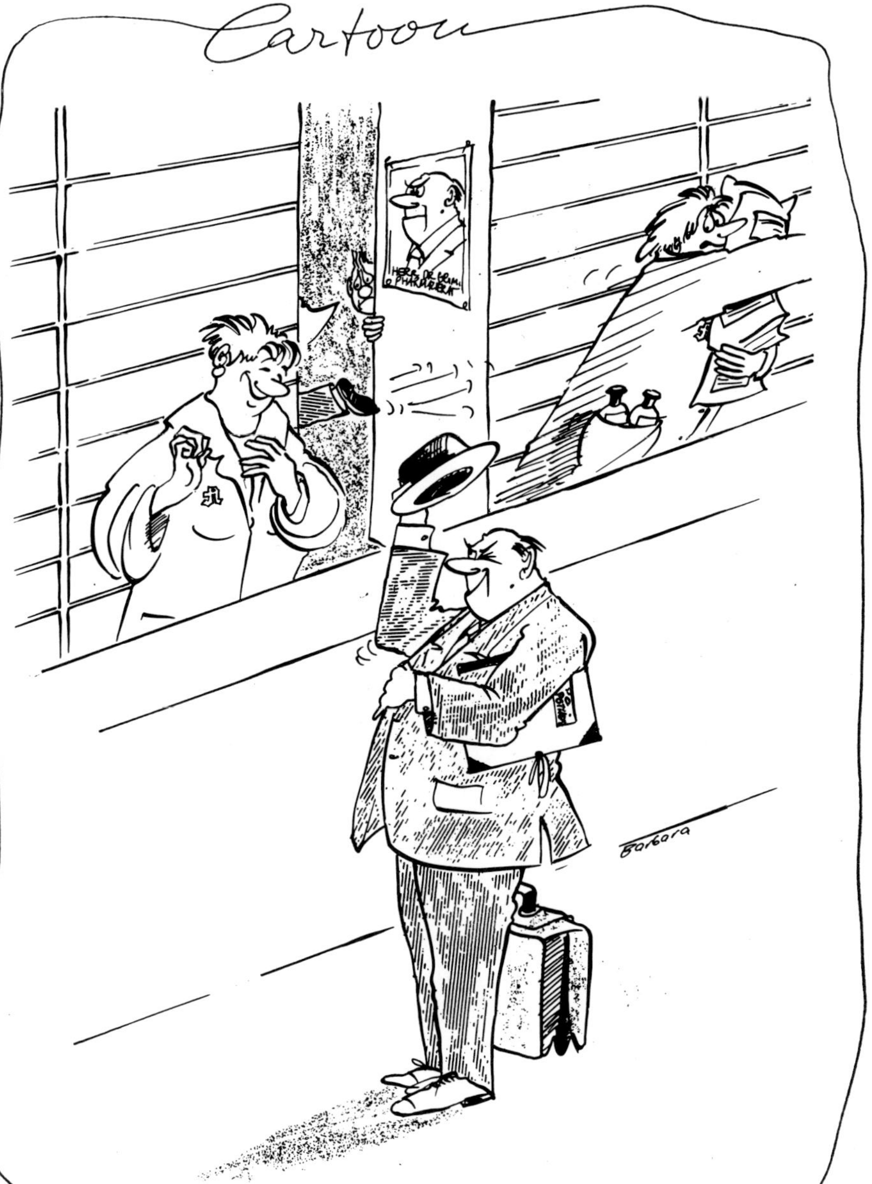

Achtung, der Pharmazierat kommt!

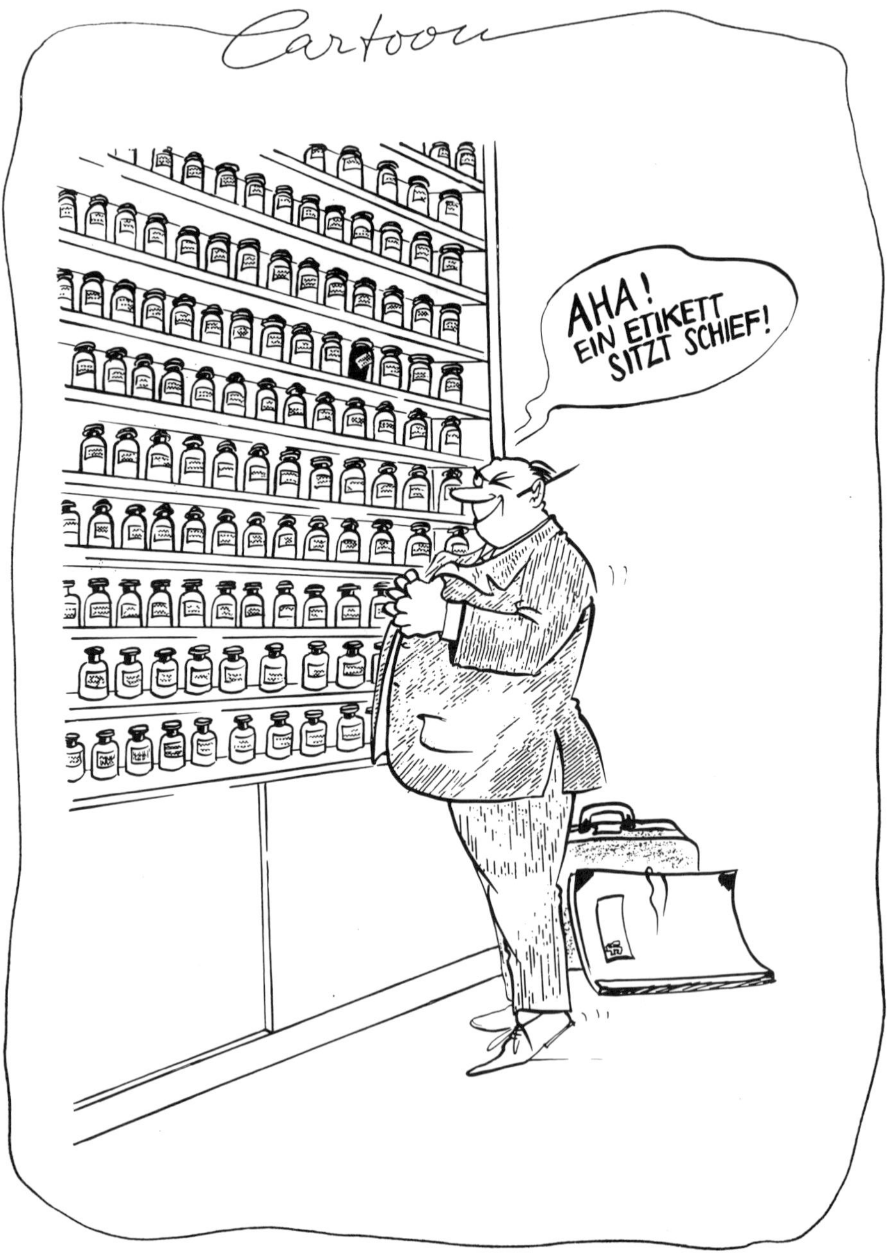

Aus der Serie „Wenn der Pharmazierat kommt . . .“

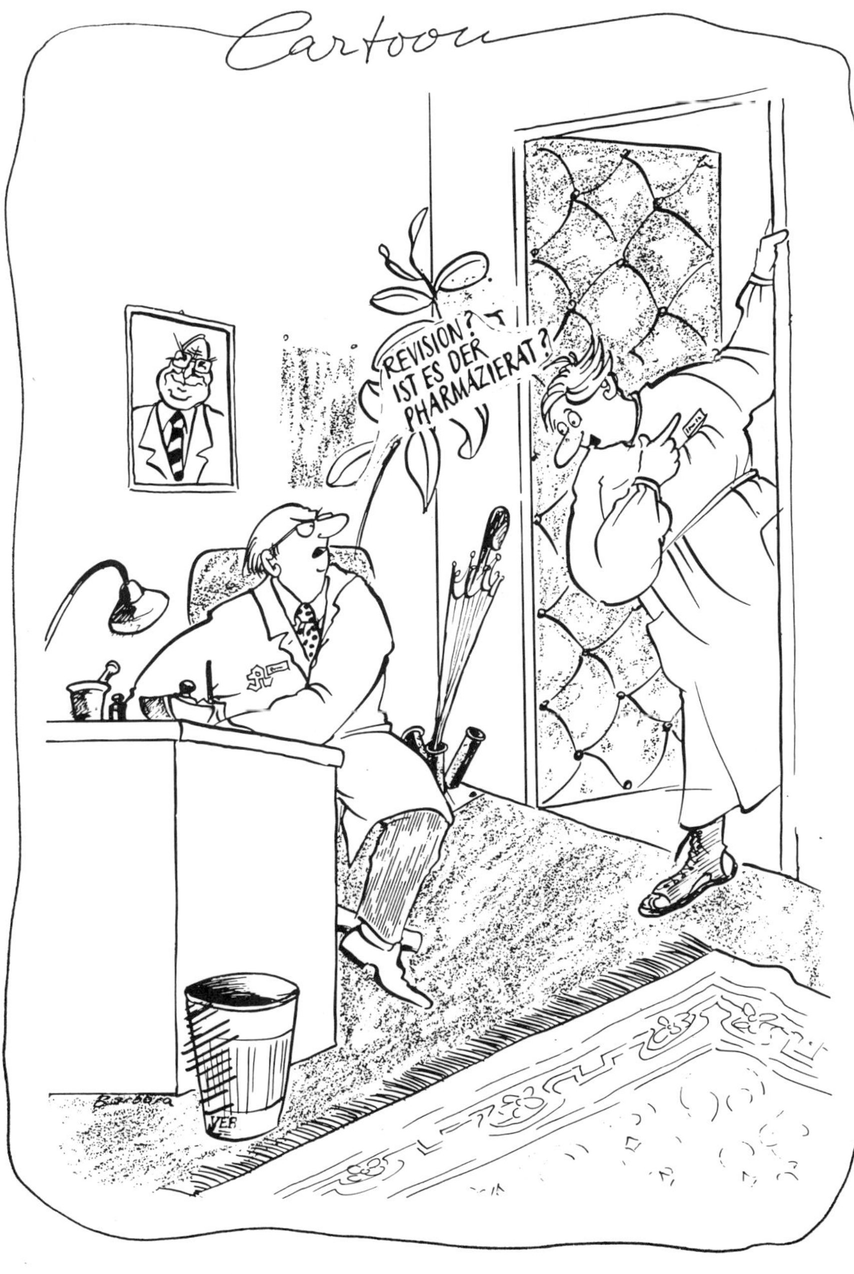

„. . . nein, die Erbengemeinschaft!“

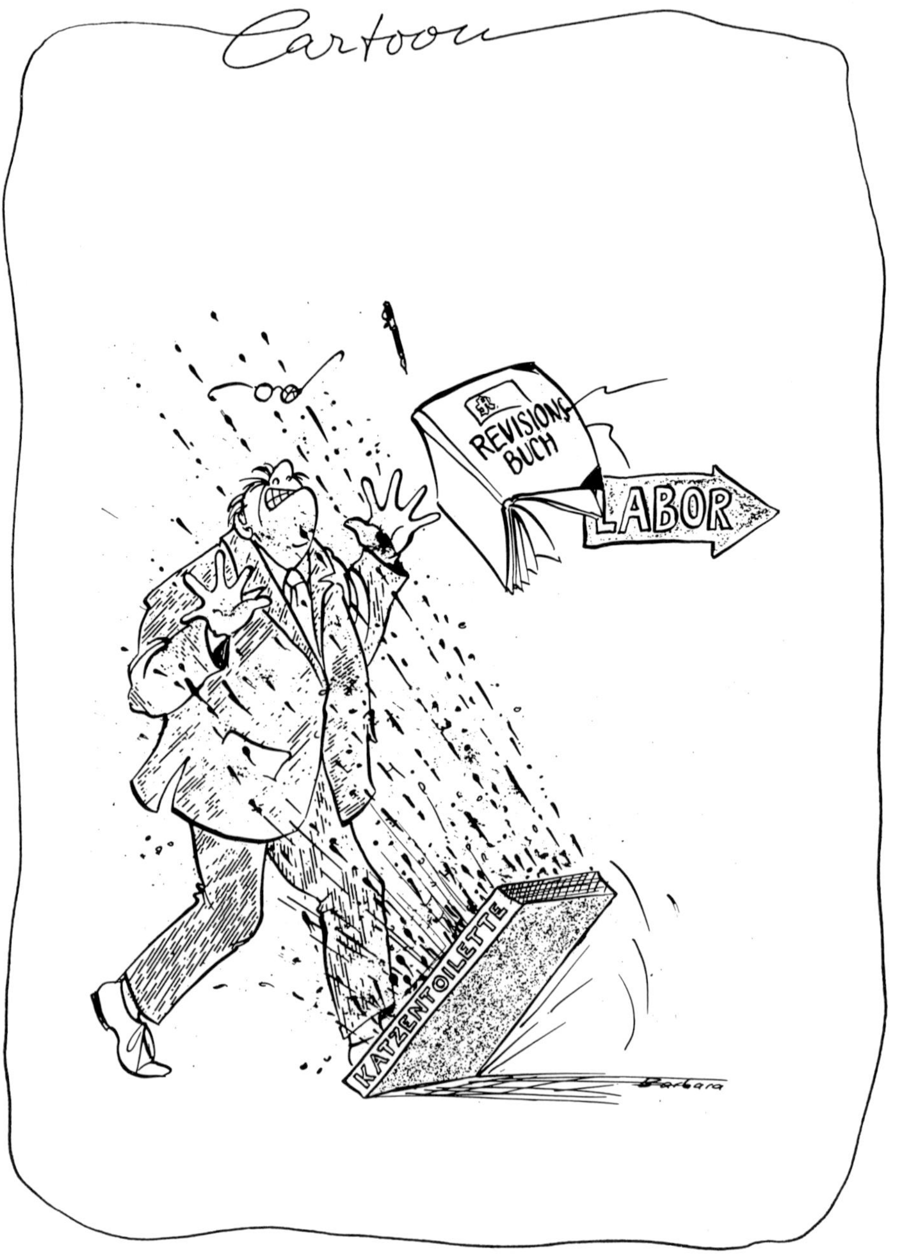

Aus der Serie: „Leiden des Pharmazierats . . .“

Cartoon

✘ Ich als Chef

– jetzt geht's los

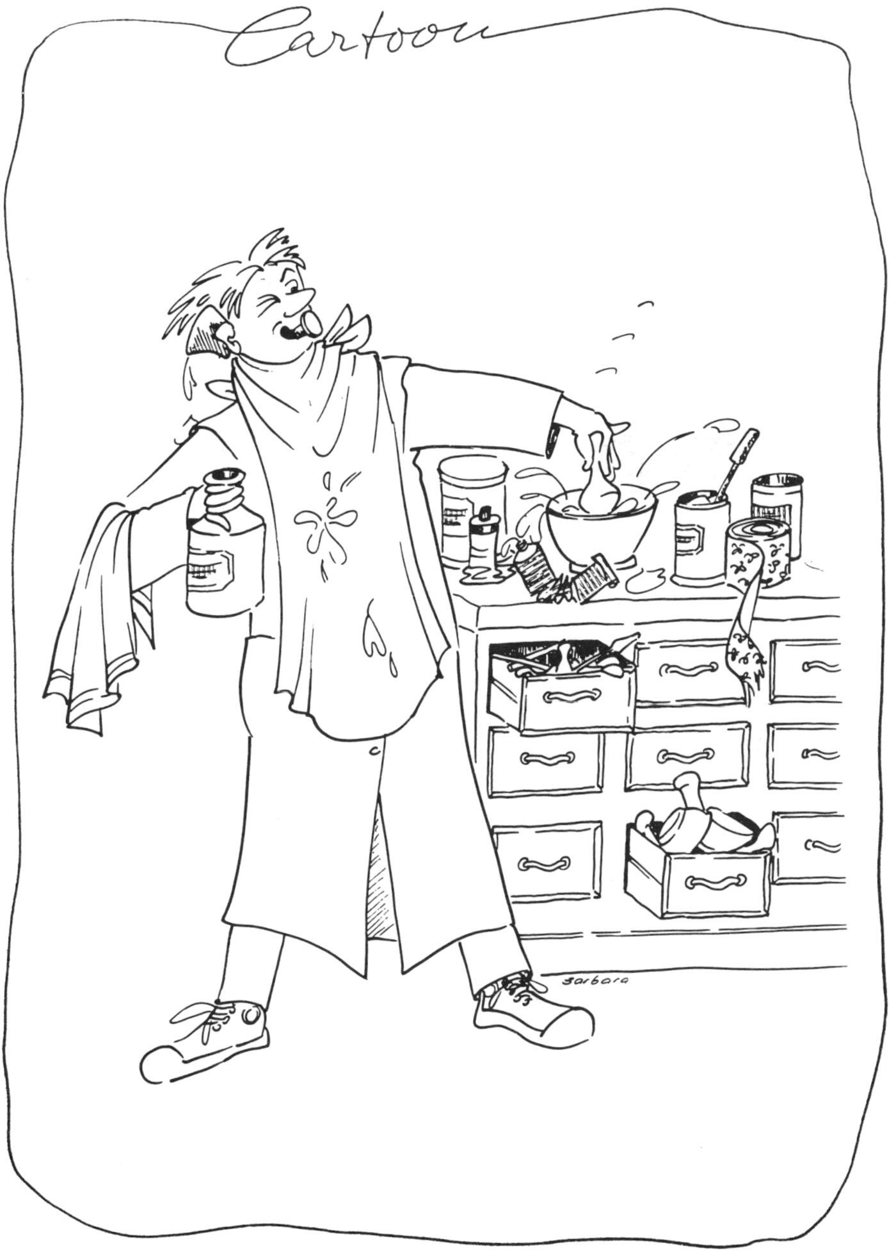

Unser neuer Pharmaziepraktikant — oder: „GMP“ (gute Manieren beim Produzieren)

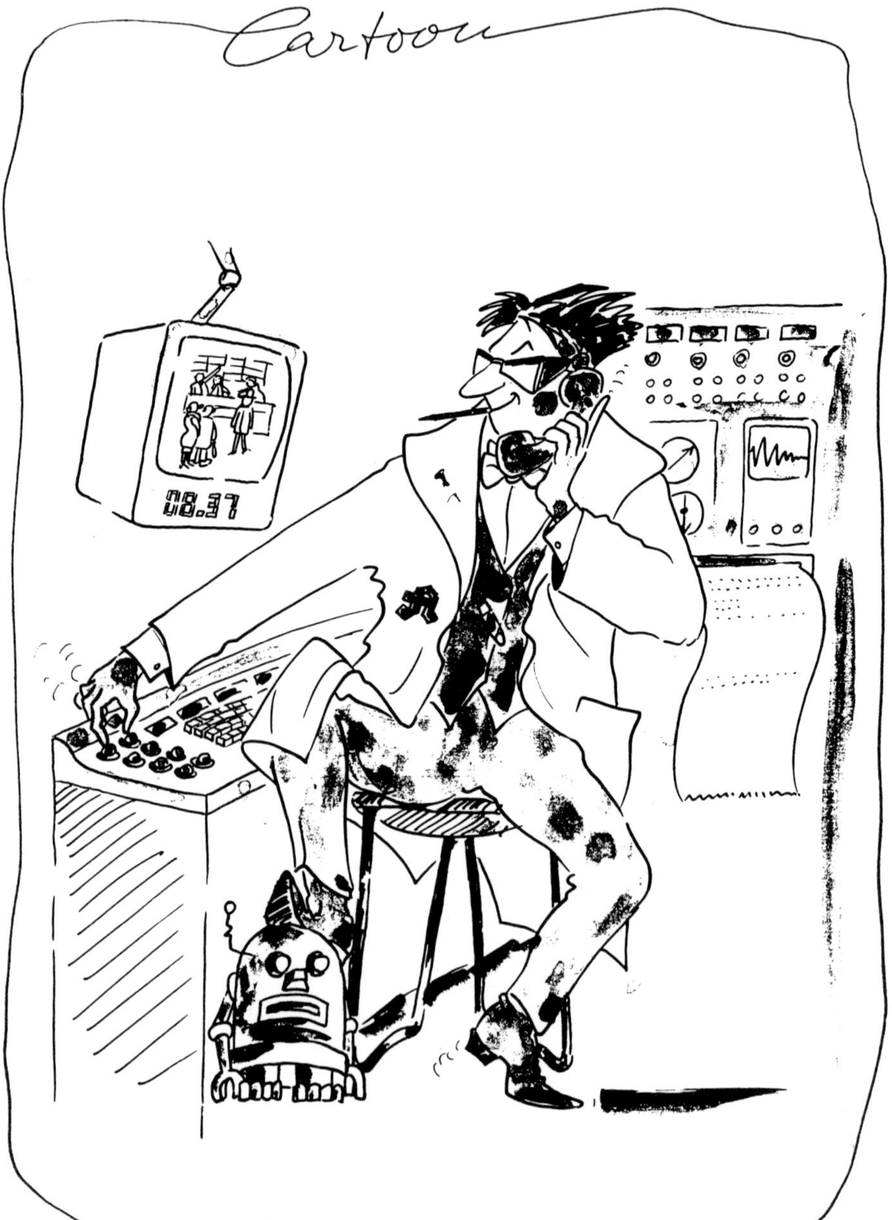

Wo geht's lang?

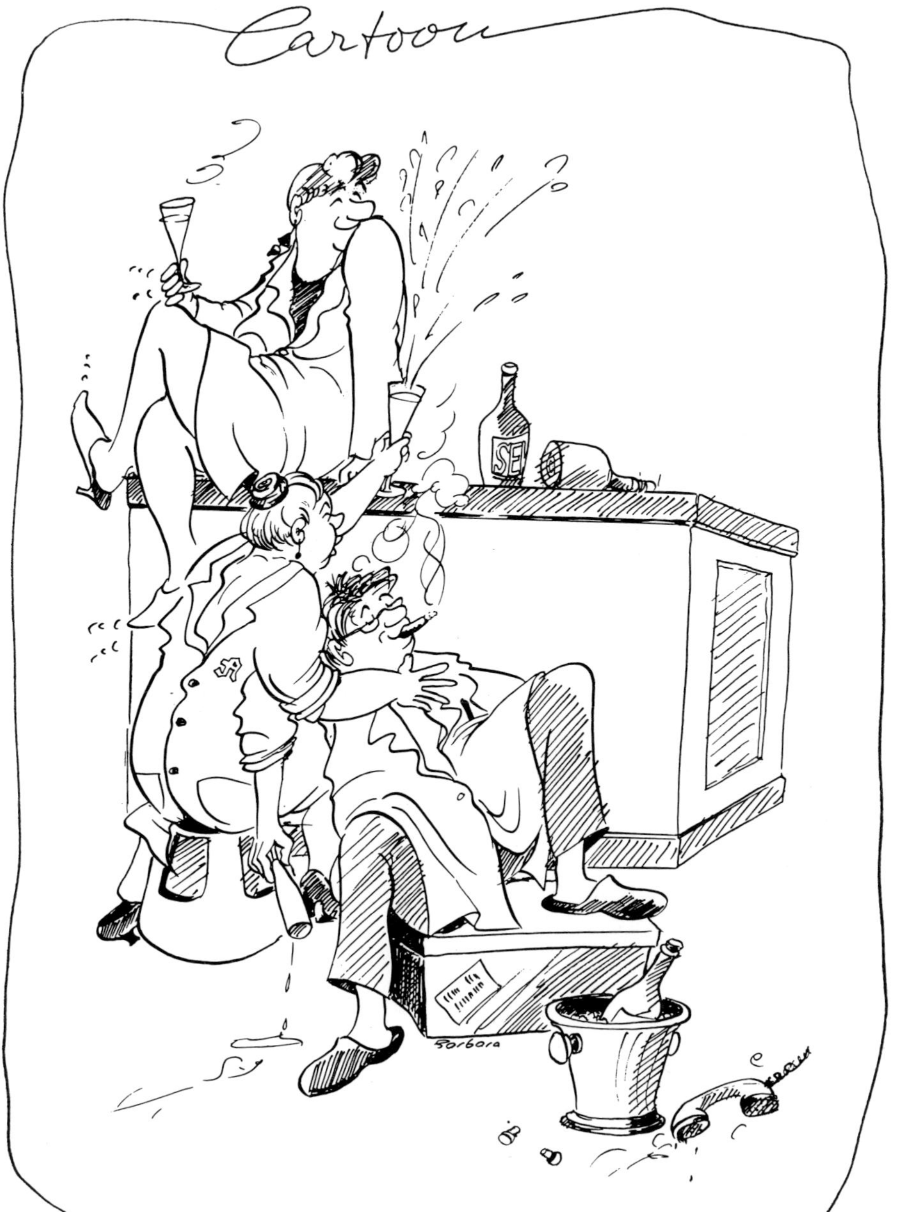

Hurra, die Ferienvertretung ist wieder da!

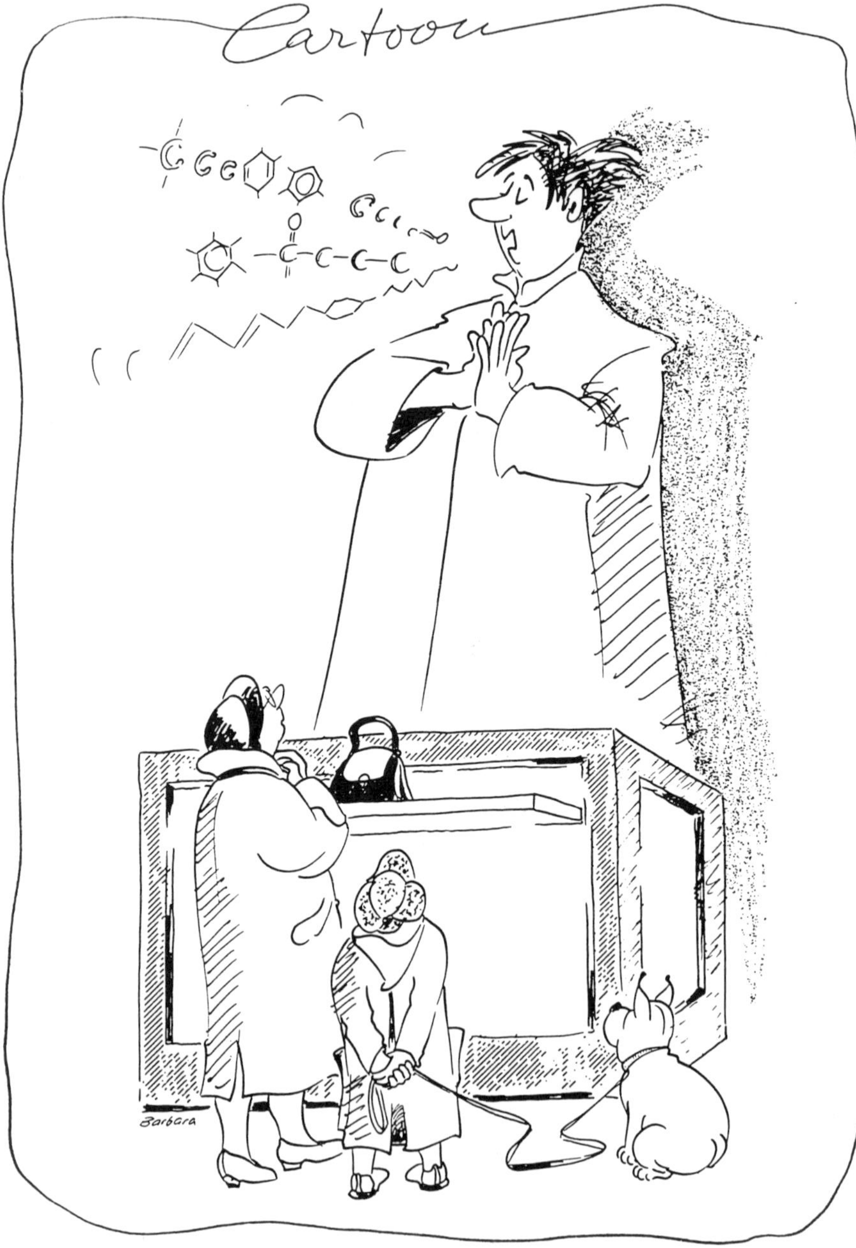

Die neue Approbierte zelebriert ihr Examenswissen

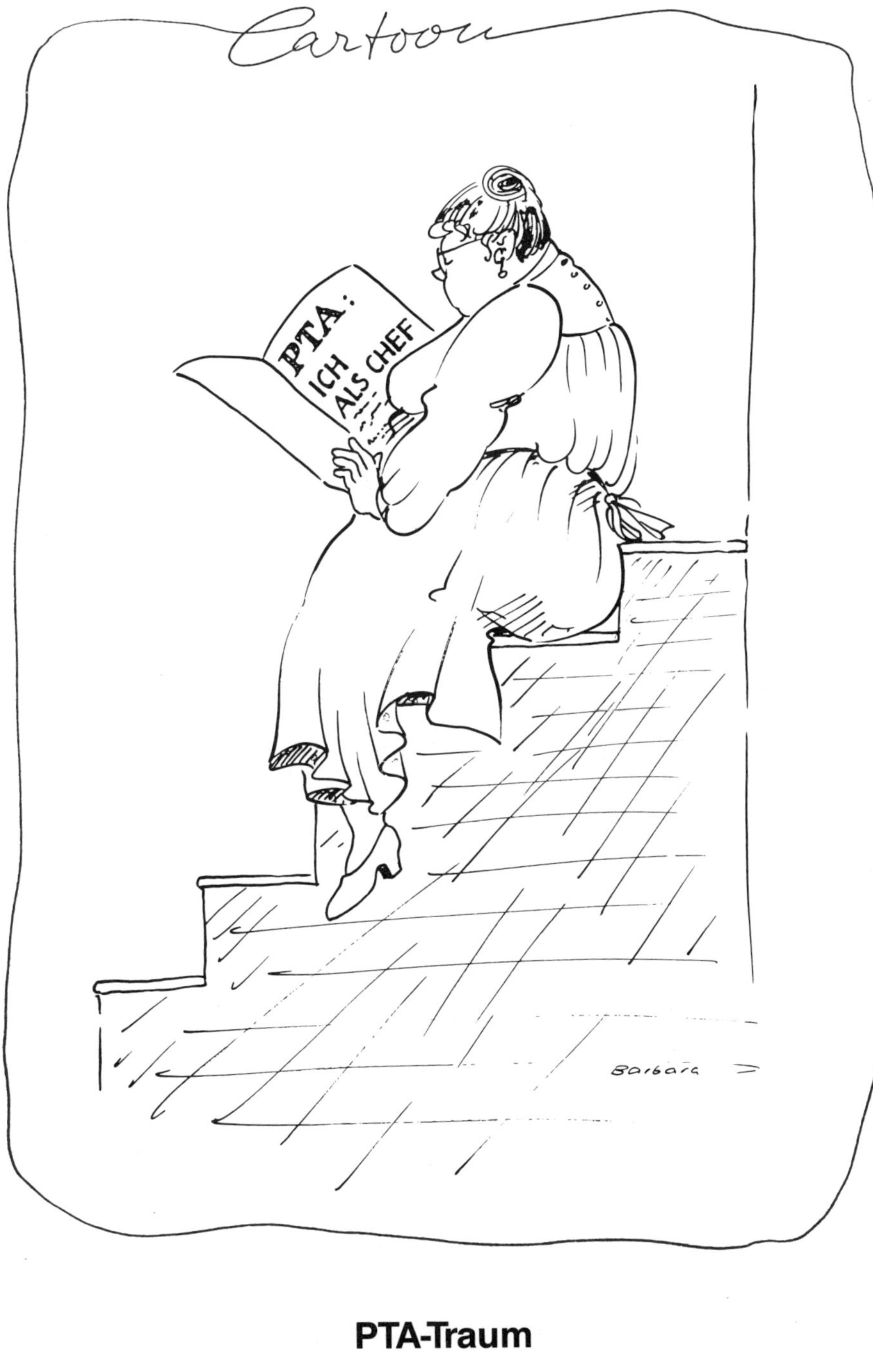

PTA-Traum

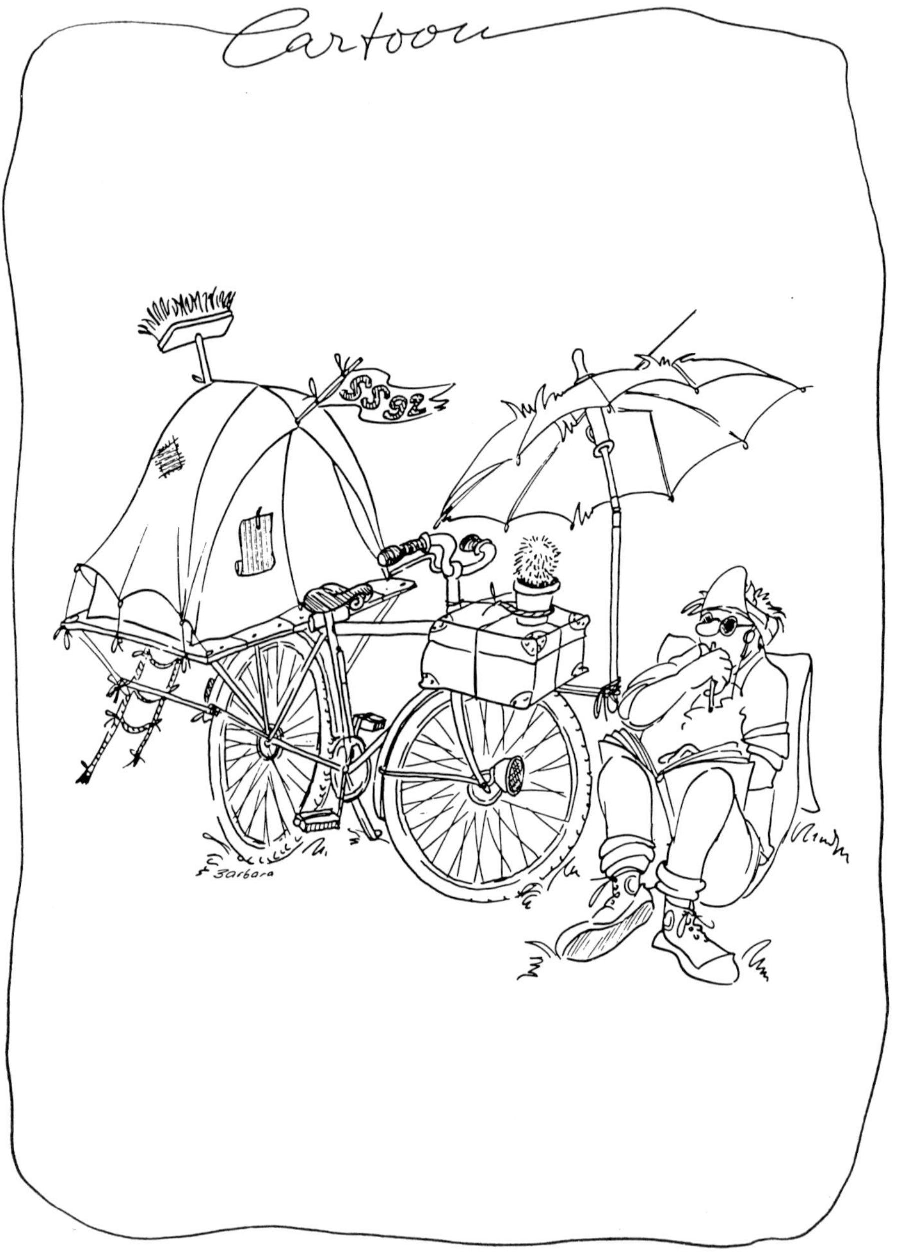

Sommersemester '92:
Die Lösung studentischer Wohnungsprobleme?

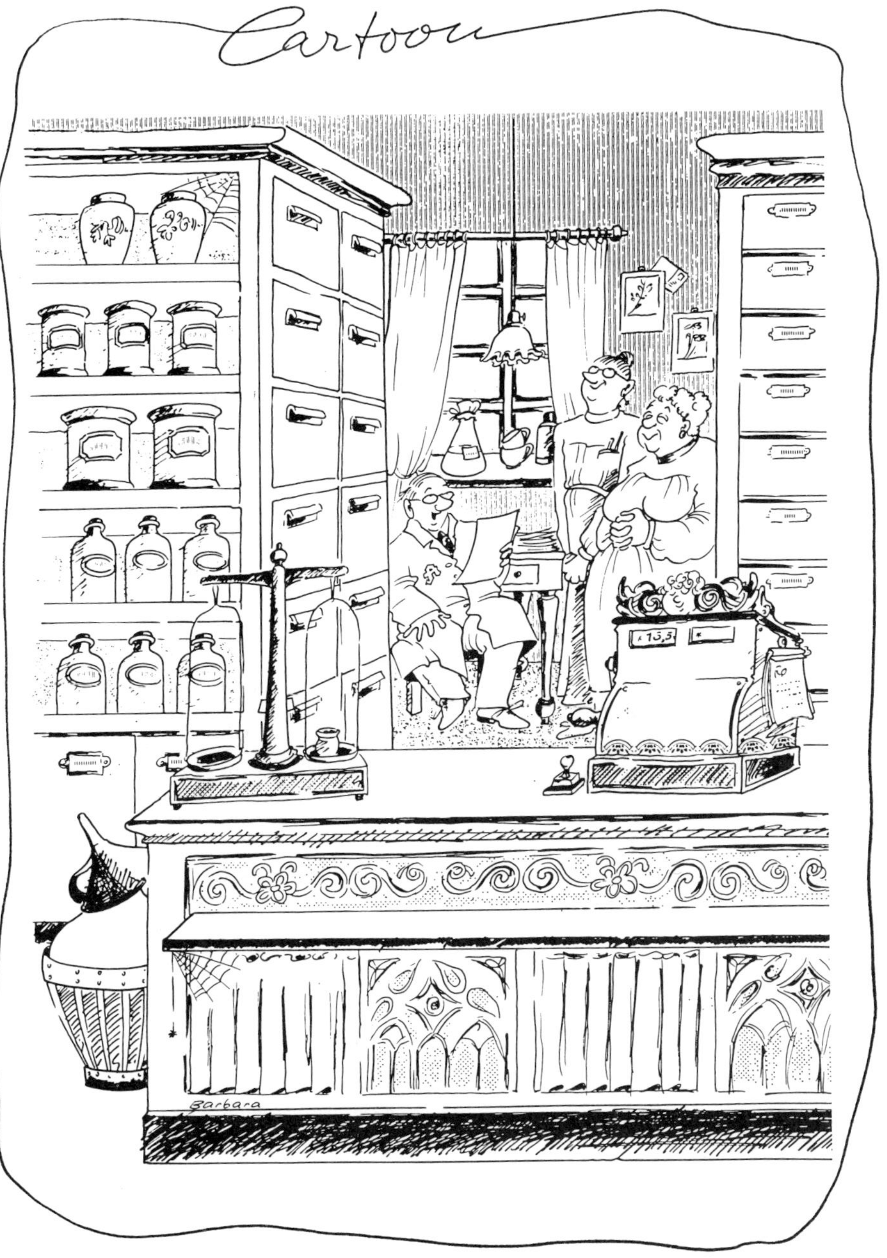

Ich hab's mal so formuliert:

Junges, dynamisches Team braucht Verstärkung für moderne Apotheke.
Auch Berufsanfänger sind bei uns herzlich willkommen.
Übernahme der Apotheke in einigen Jahren möglich.
Auf Ihren Anruf freut sich . . ."

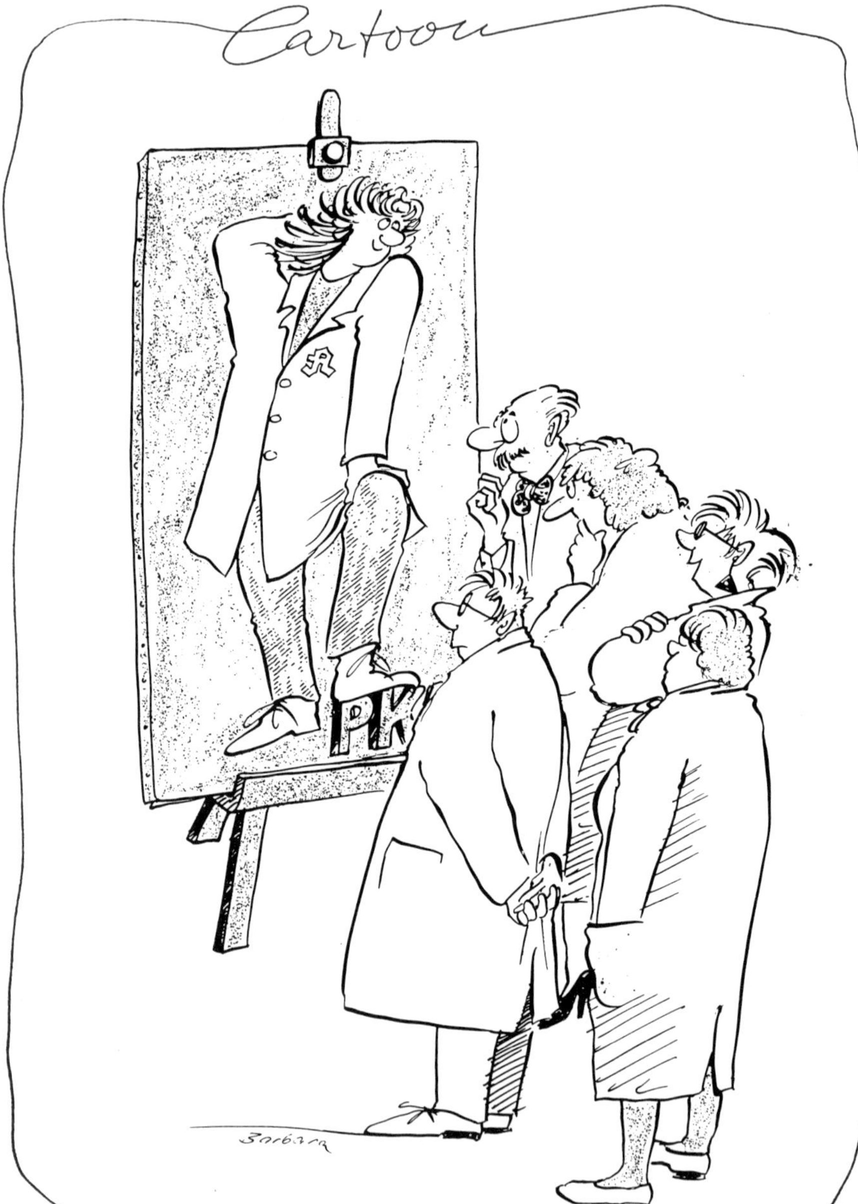

Das neue „Berufsbild der PKA“ ist fertig

Cartoon

✘ Tatort Apotheke

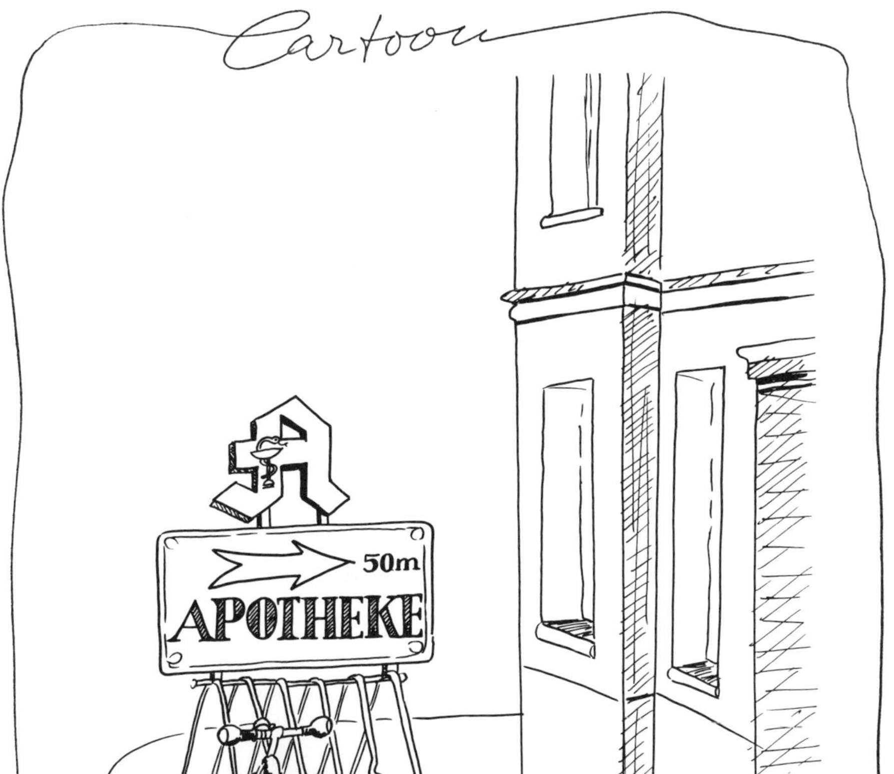
Cartoon
50m
APOTHEKE

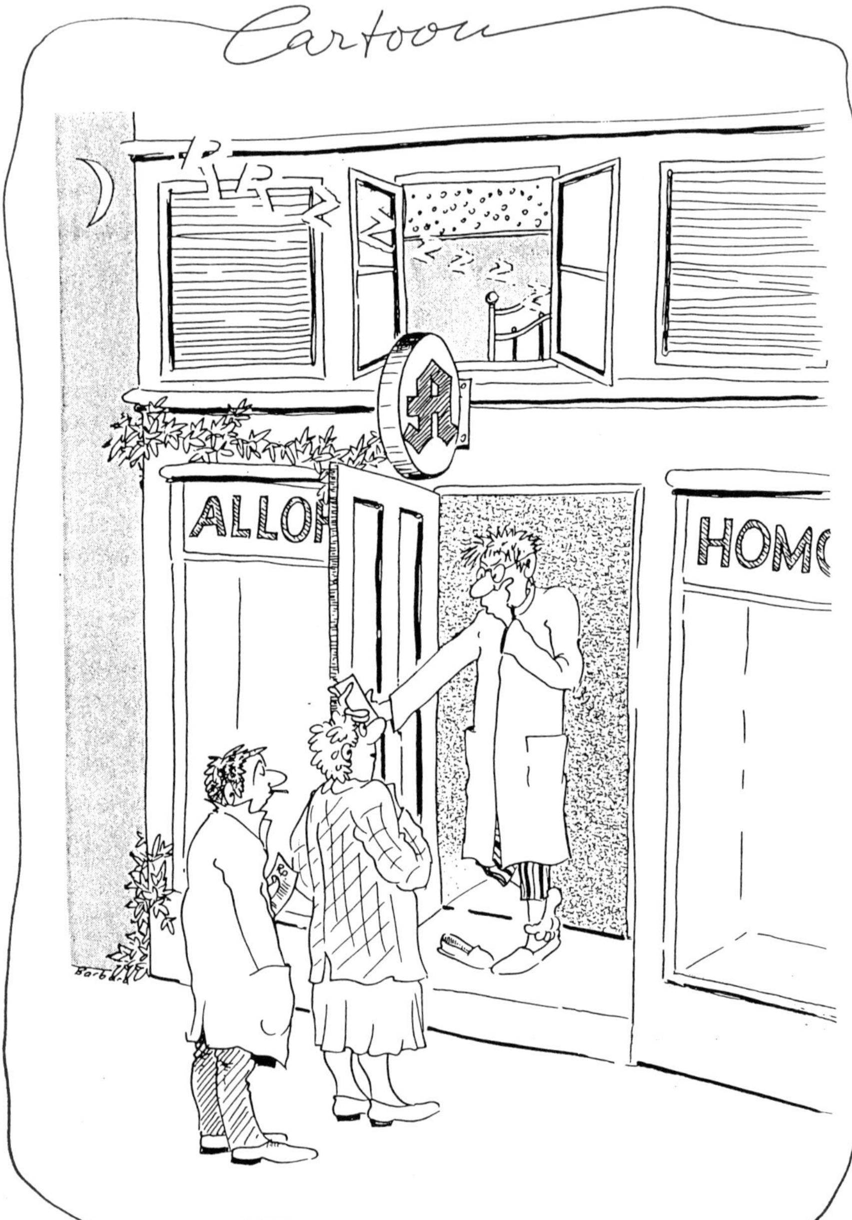

Verflixt, warum können die Ärzte nicht wenigstens im Nachtdienst deutlich schreiben!

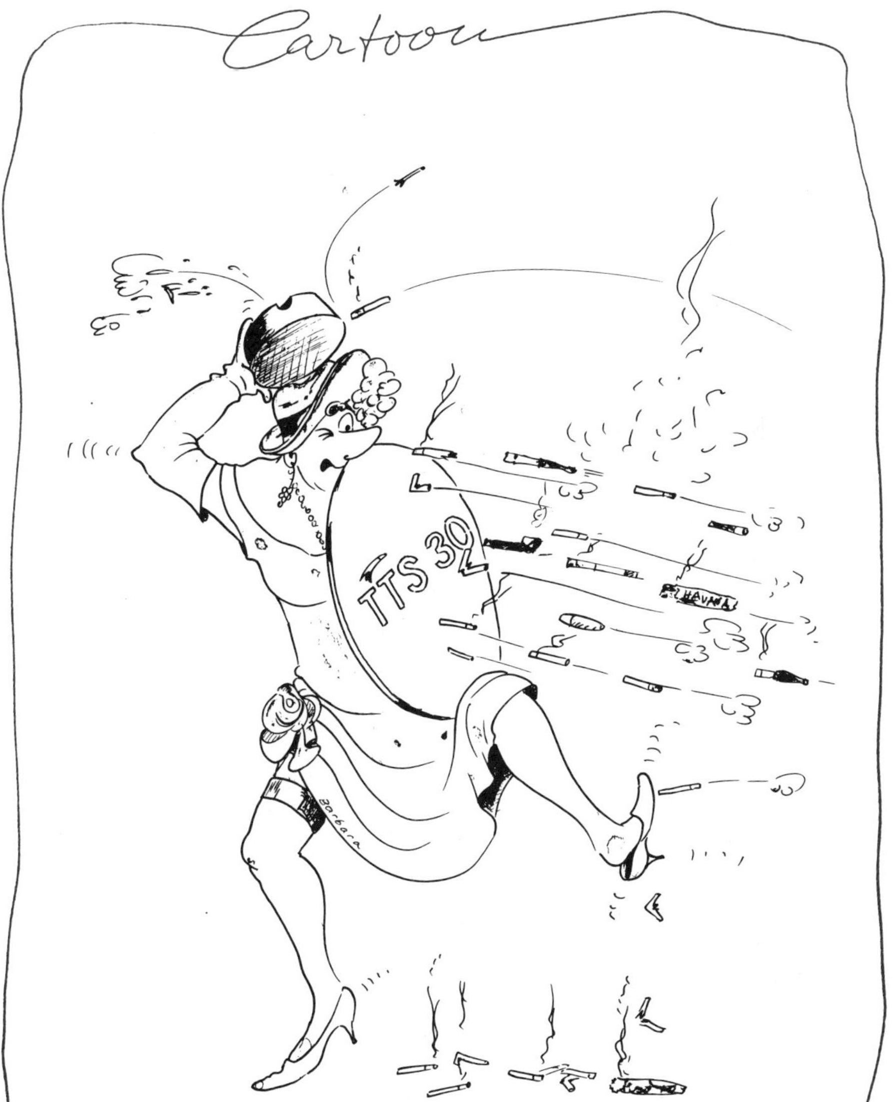

Gegen den blauen Dunst

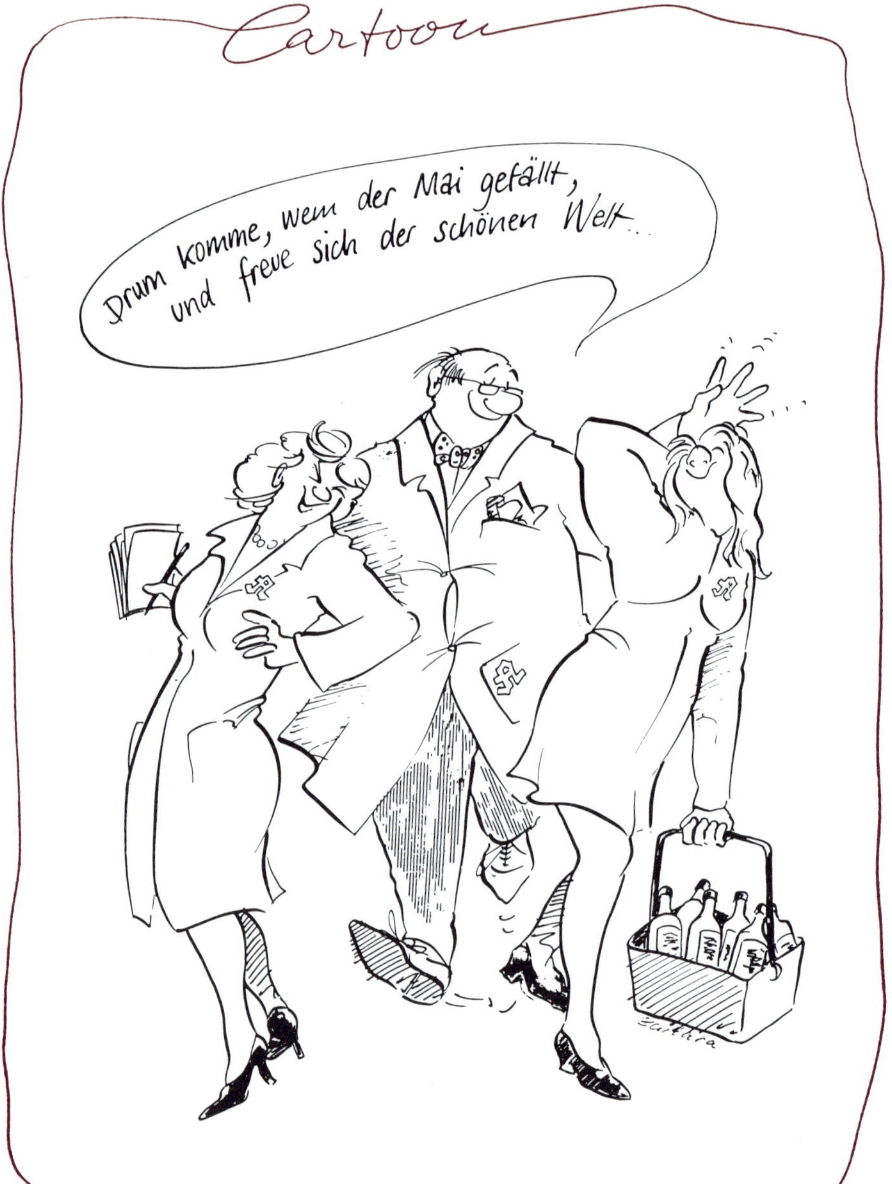
Cartoon
Drum komme, wem der Mai gefällt, und freue sich der schönen Welt...

Man darf sich durch das GSG nicht alles verdrießen lassen!

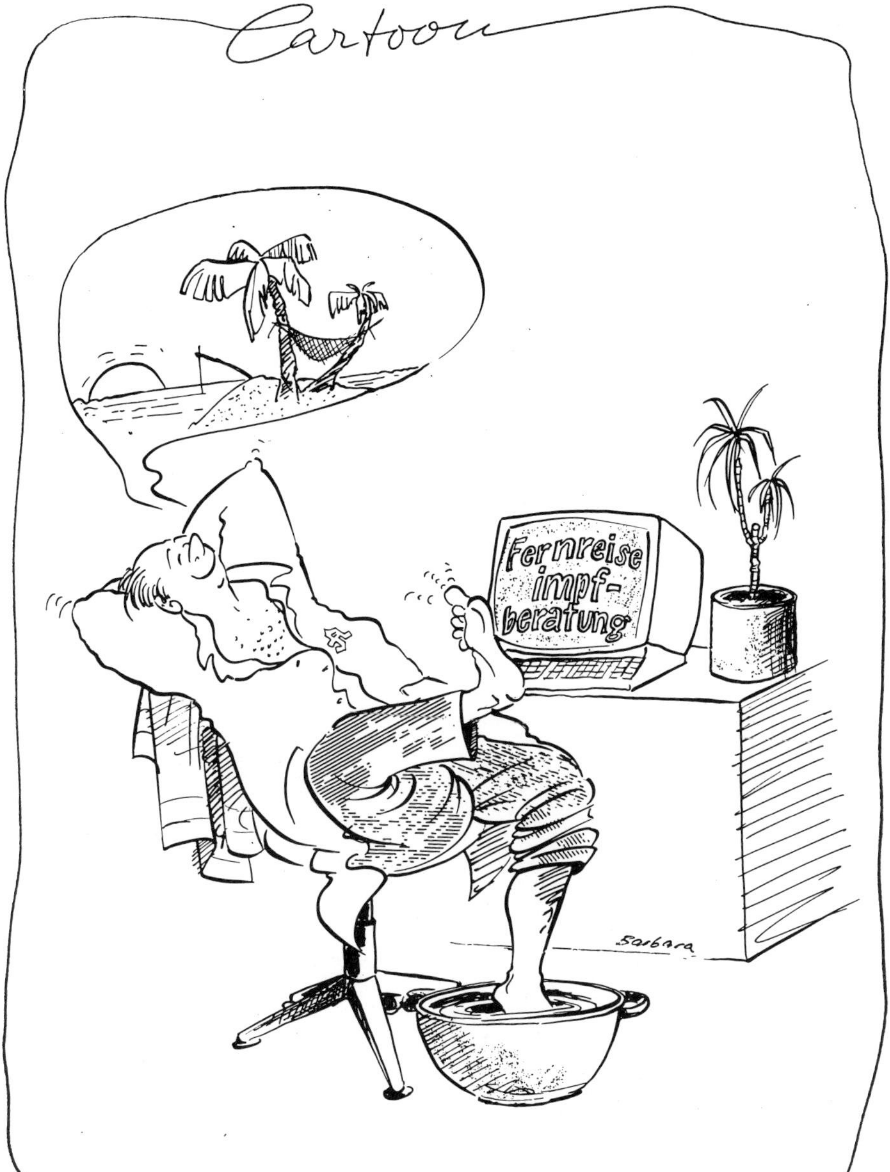

Davon können wir als Apotheker jetzt nur noch träumen . . .

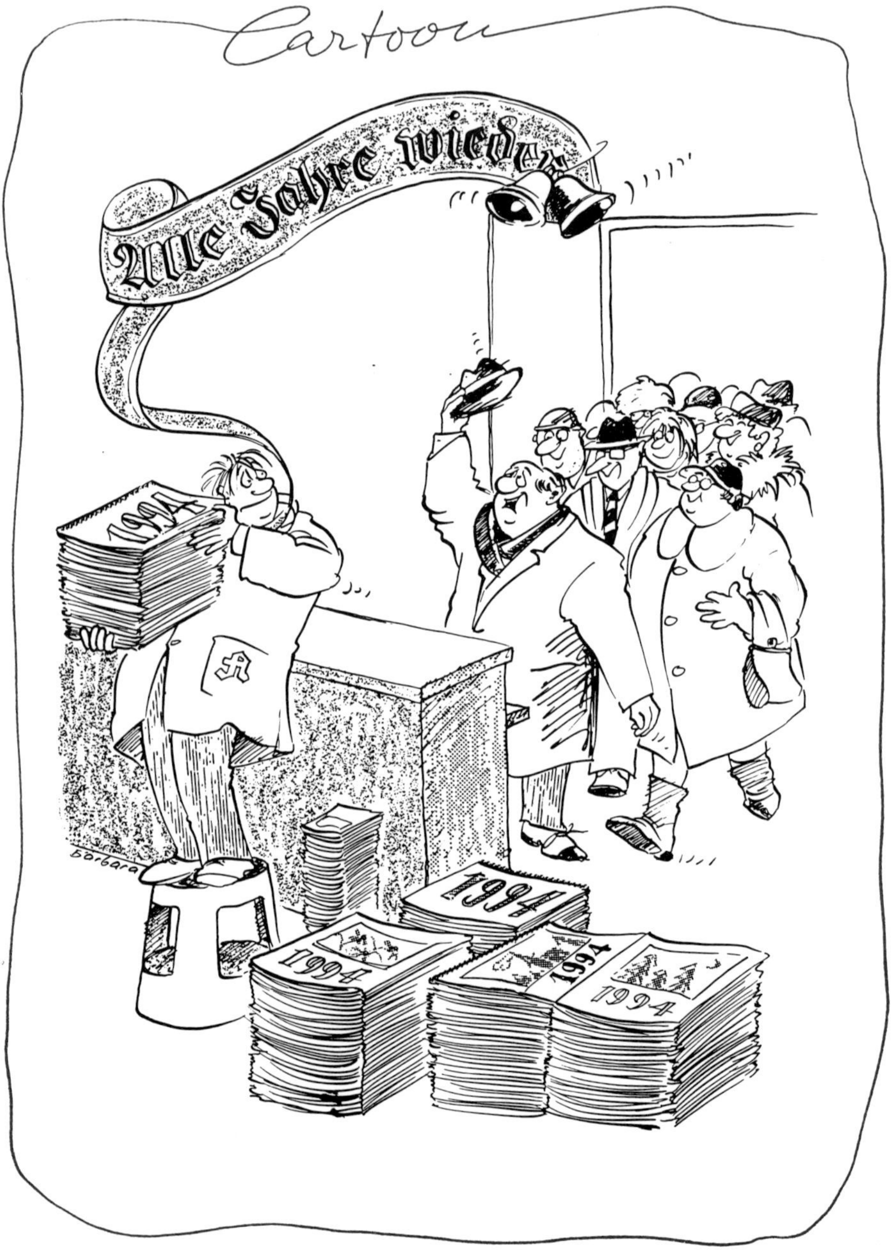

Die Kalenderzeit ist angebrochen!

Alle Jahre wieder im Dezember.

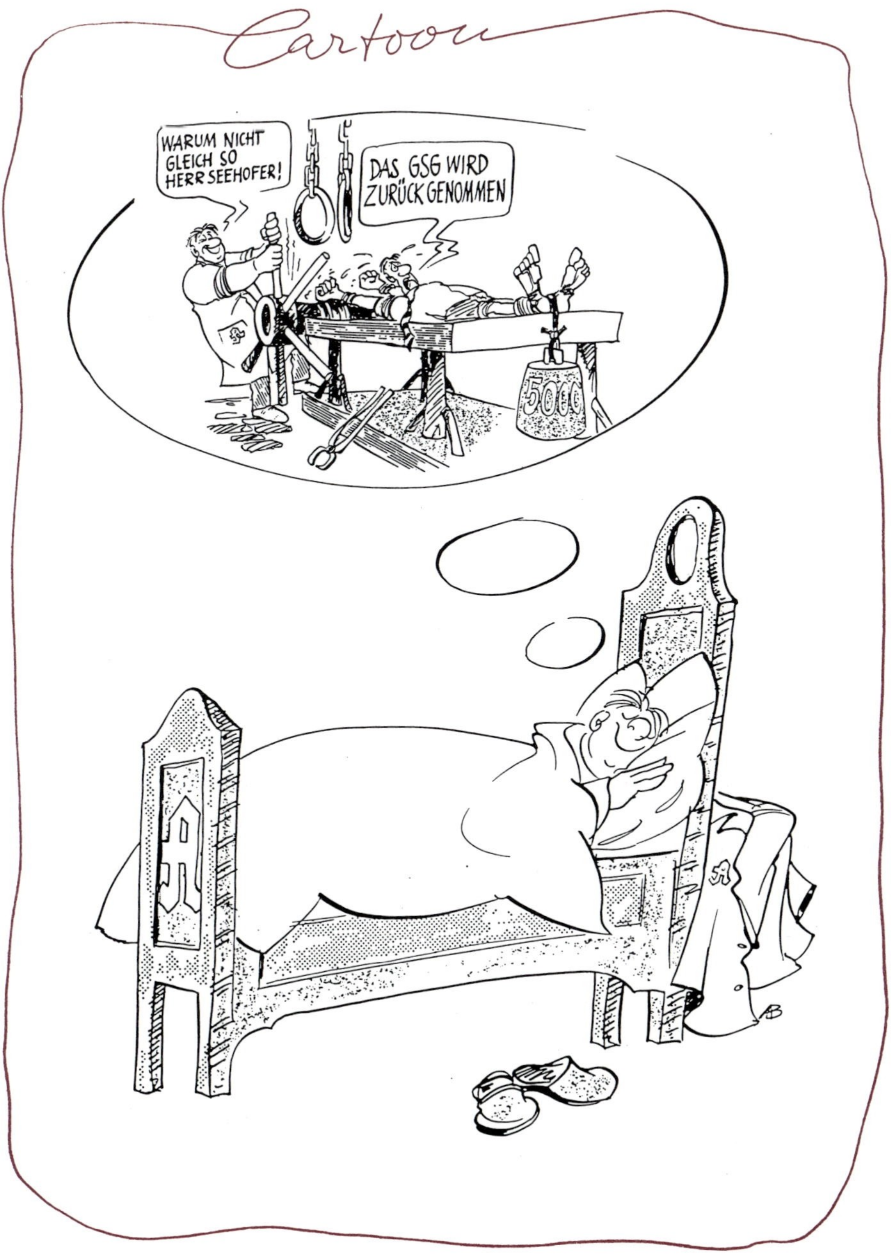
Cartoon
WARUM NICHT GLEICH SO HERR SEEHOFER!
DAS GSG WIRD ZURÜCK GENOMMEN
5000

Apothekerträume

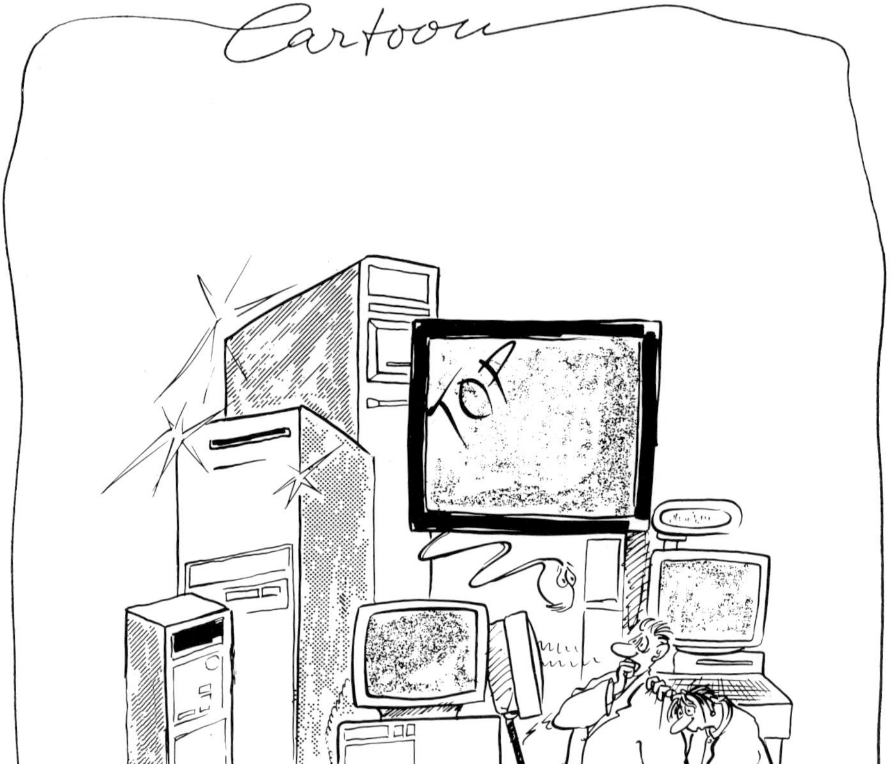

Neue Zeiten

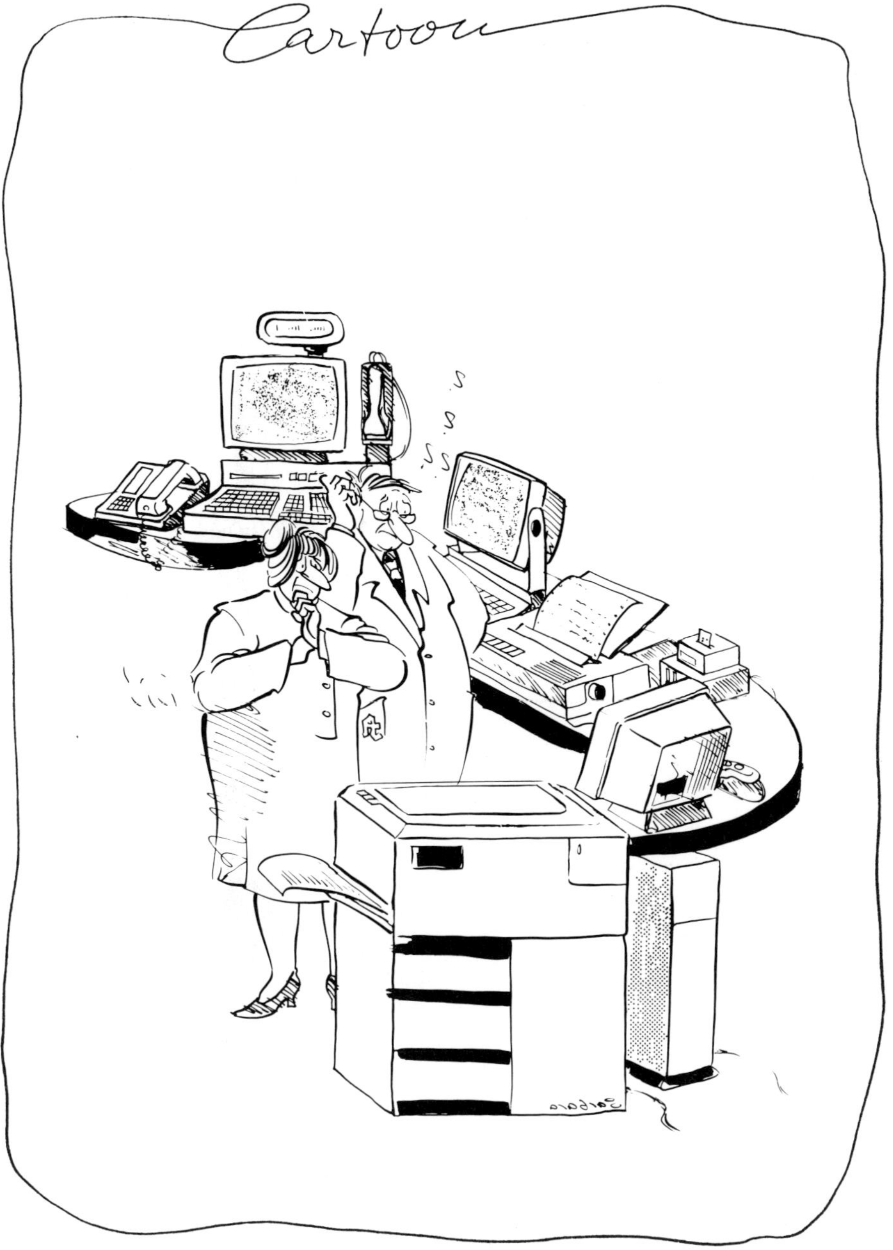

Neue Zeiten?

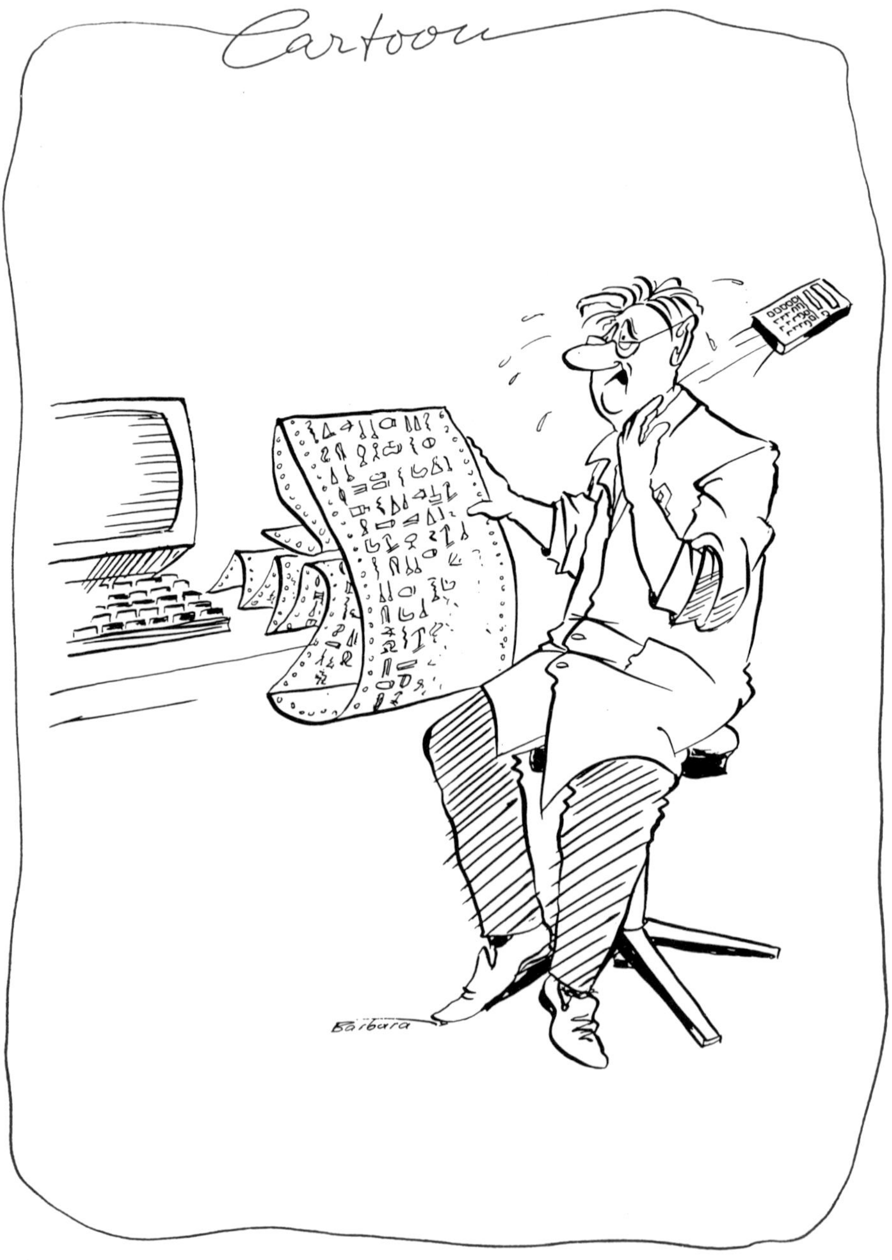

Die Großhandelsrechnung

Immer noch ein Buch mit Hieroglyphen?

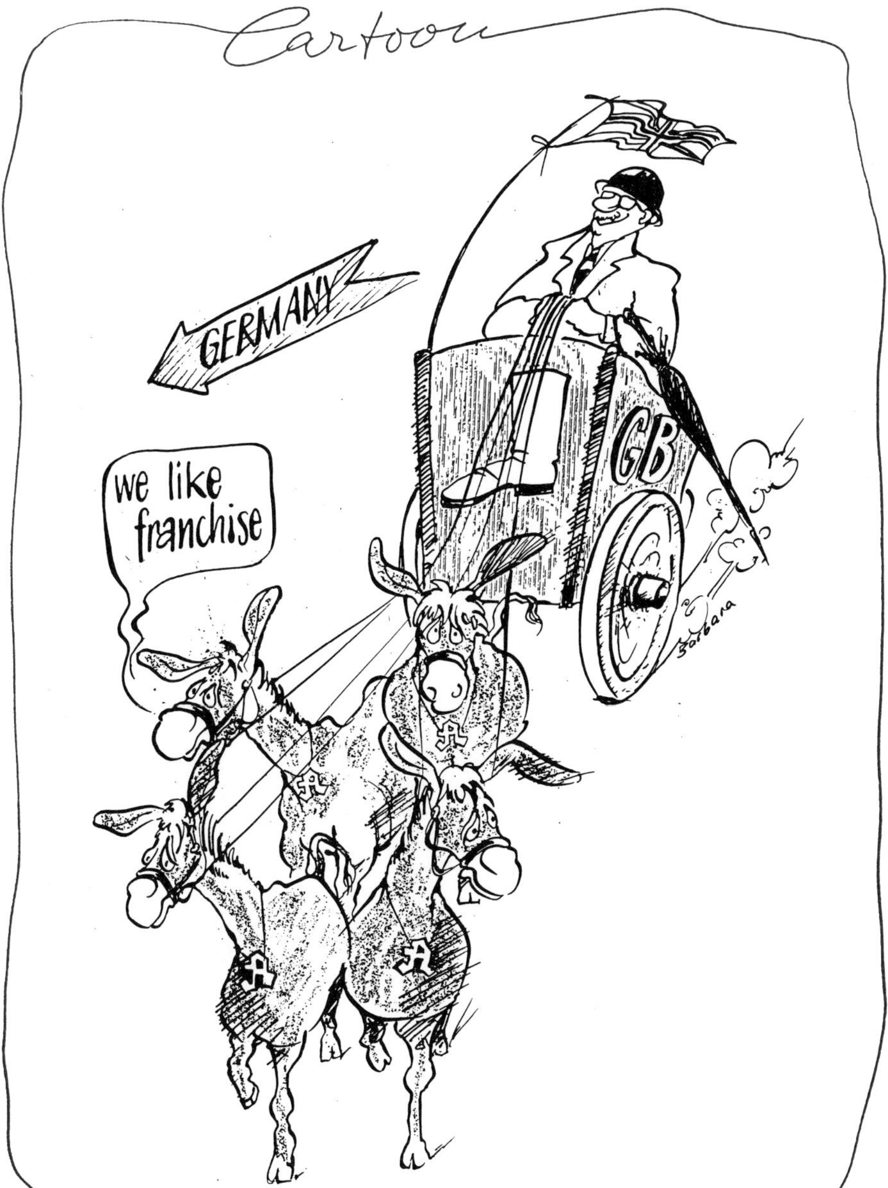

Kurs in Richtung Deutschland? Hoffentlich nicht!

Cartoon

✘ Kinder,
wie die Zeit vergeht!

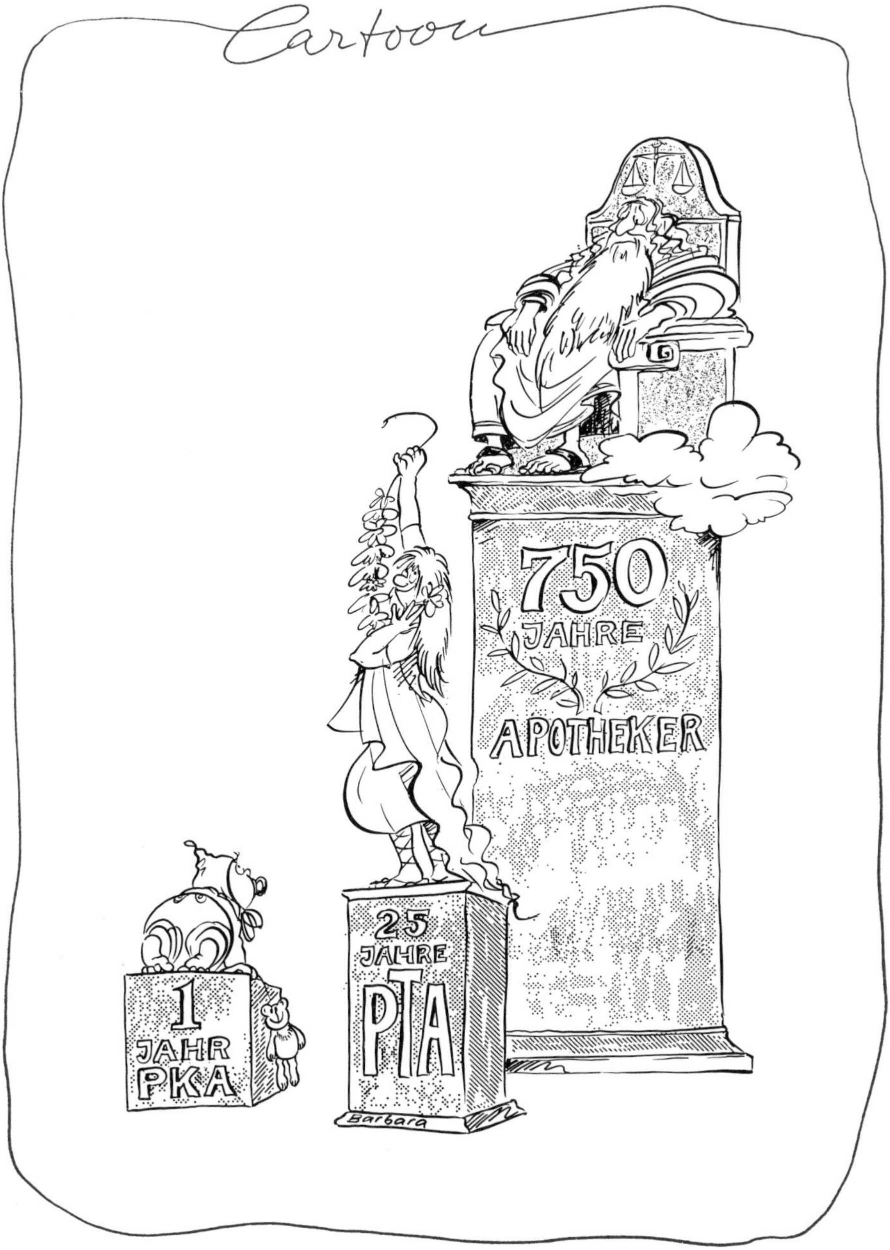

Jubiläen muß man feiern . . .

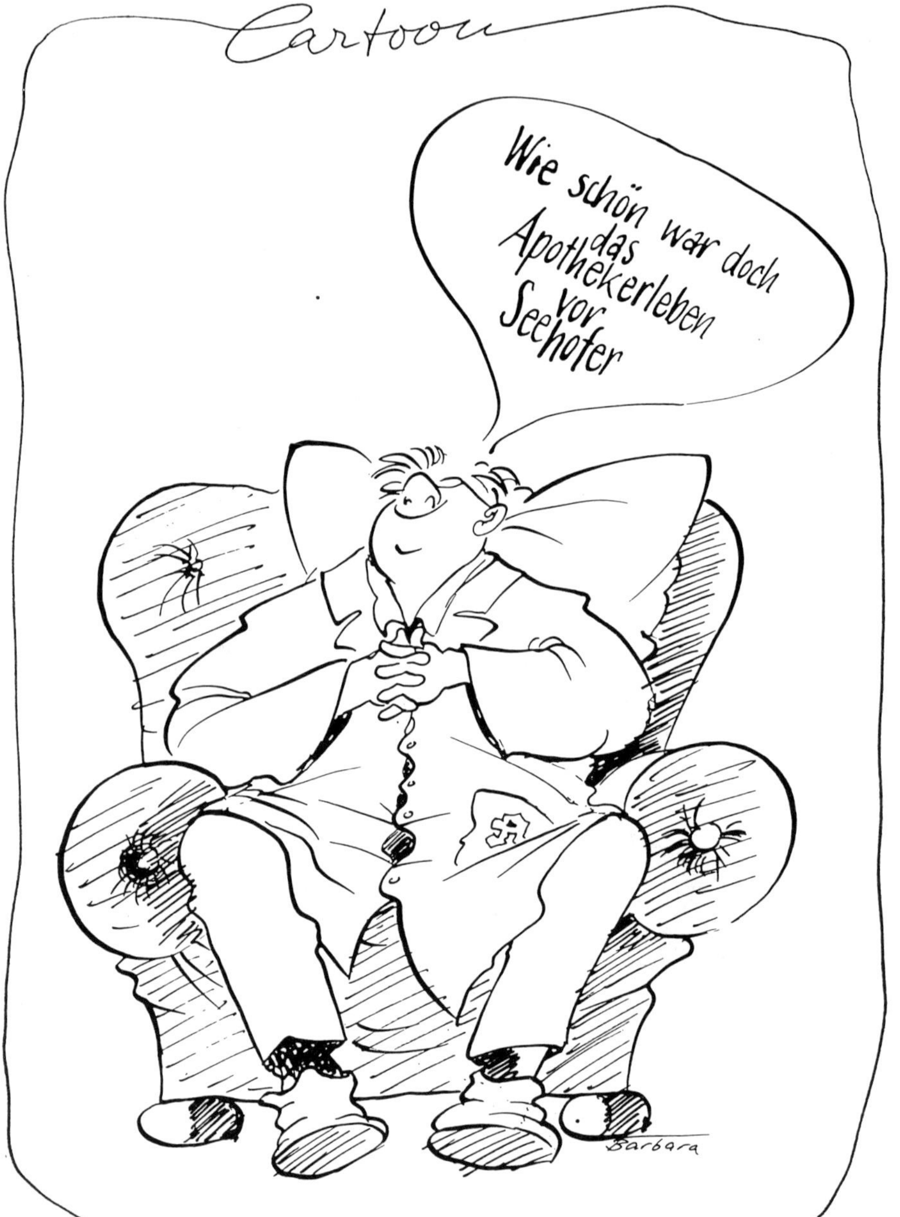
Cartoon
Wie schön war doch das Apothekerleben vor Seehofer
Barbara

**Ohne Worte — oder:
So schön war's auch vorher nicht**

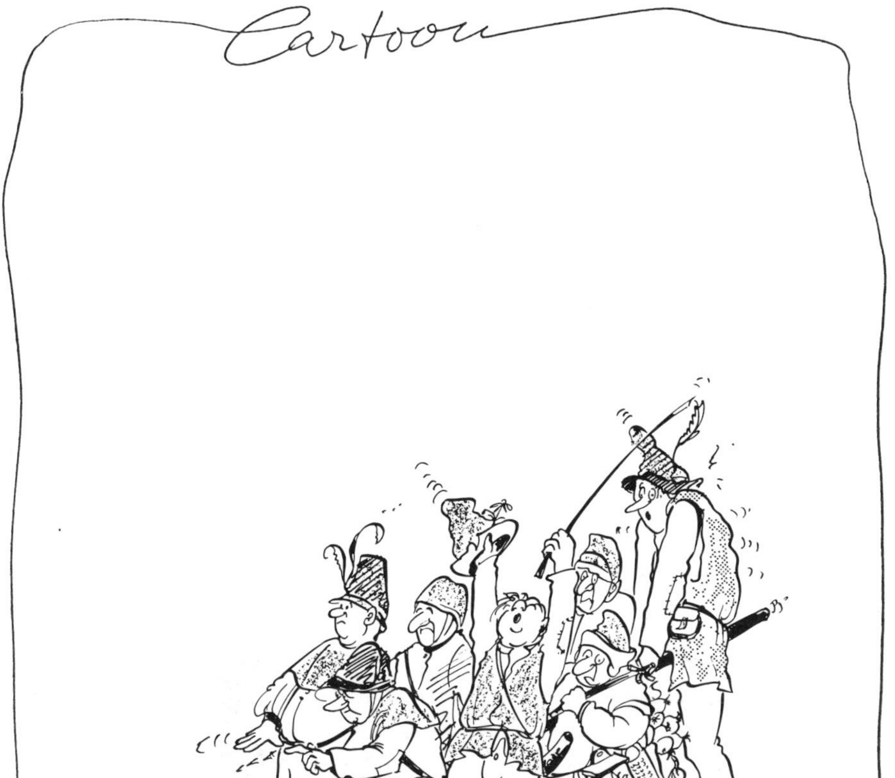

„Auf geht's" — die „Sieben Schwaben" bald als Vorbild für andere Länder?

Anfang 1994 begann die gemeinsame Öffentlichkeitsarbeit von Kammer und Verband in Baden-Württemberg.

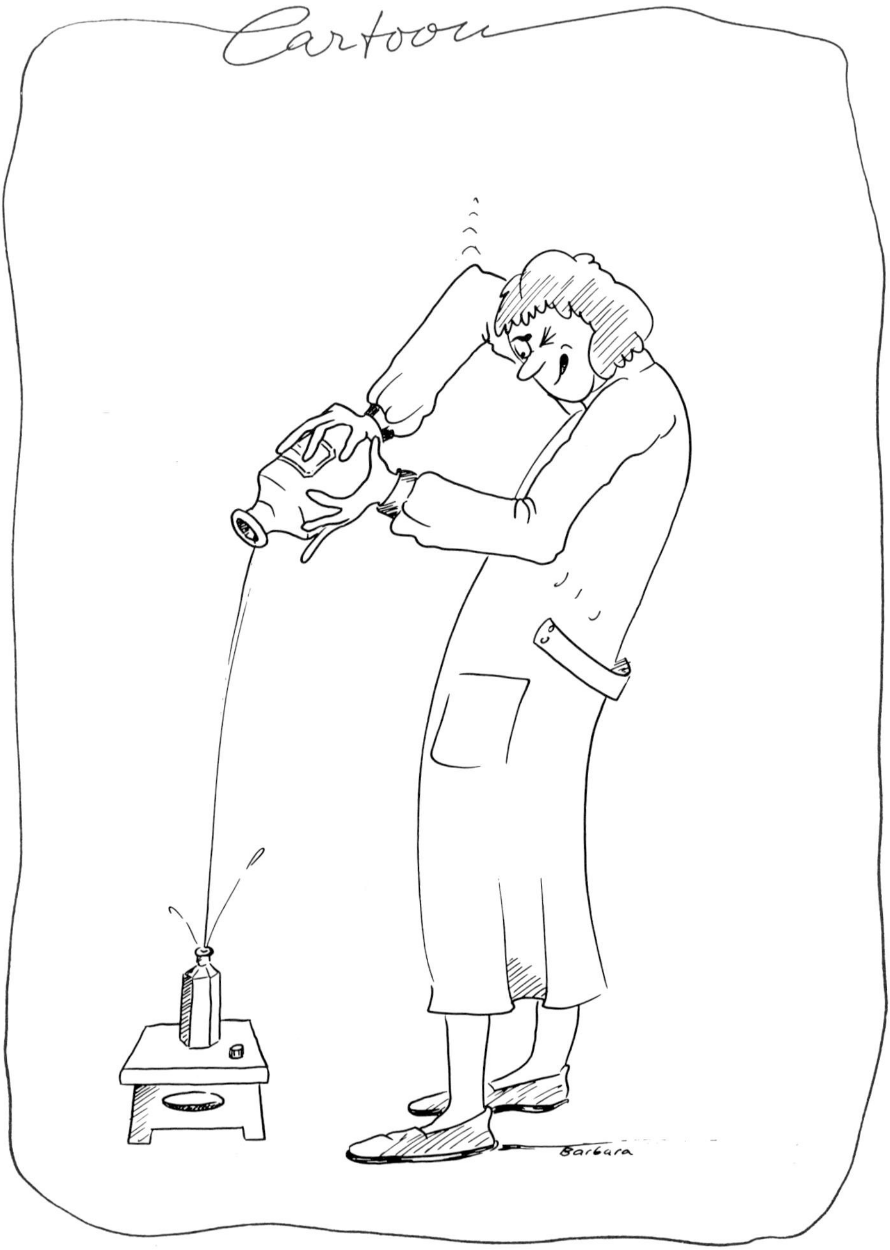

Bis zur letzten Pille

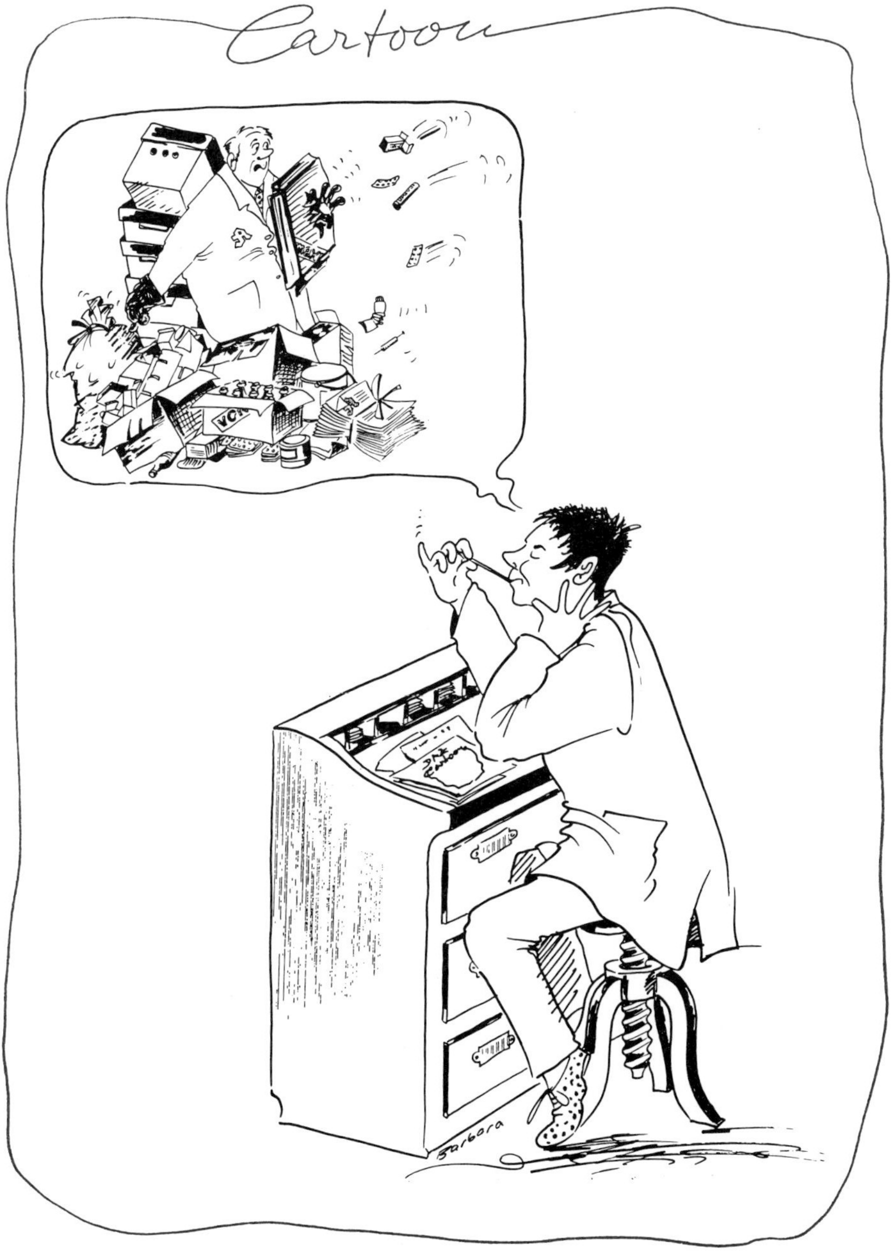

Unsere Zeichnerin „Barbara"

ist ein 1953 geborener Widder, der sich als frischgebackener sächsischer Pharmazieingenieur 1977 in eine schwäbische PTA verwandelt, 1979 erste Zeichnungen veröffentlicht, 1981 heiratet und ein Kind bekommt. Seit 1987 arbeitet sie für den Deutschen Apotheker Verlag, Stuttgart, und im Moment denkt sie gerade über die Auswirkungen der neuen Verpackungsverordnung nach.